Vistara H. Haiduk

GESUND DURCH SCHÜSSLER-SALZE

Die 12 Lebenssalze
für Körper, Geist und Seele

Mit zahlreichen Abbildungen

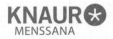

Wichtiger Hinweis:
Die Informationen in diesem Buch dienen der Gesunderhaltung; sie sind von der Autorin erprobt, sorgfältig recherchiert und nach bestem Wissen und Gewissen dargestellt. Das hier Aufgeführte ersetzt jedoch in keinem Fall den Besuch beim Arzt oder Heilpraktiker. Autorin und Verlag haften nicht für Schäden, die aus dem Gebrauch oder Missbrauch des Dargestellten entstehen.

Besuchen Sie uns im Internet: www.droemer-knaur.de
Alle Titel aus dem Bereich MensSana finden Sie im Internet auch unter www.mens-sana.de

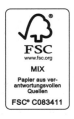

Vollständig überarbeitete und erweiterte Ausgabe Juli 2004
Copyright © 2000 Knaur Taschenbuch.
Ein Unternehmen der Droemerschen Verlagsanstalt
Th. Knaur Nachf. GmbH & Co. KG, München
Alle Rechte vorbehalten. Das Werk darf – auch teilweise –
nur mit Genehmigung des Verlags wiedergegeben werden.
Redaktion: Martina Klose, Freiburg
Umschlaggestaltung: ZERO Werbeagentur, München
Umschlagabbildung: Wilhelm Scherz
Satz: Pinkuin Satz und Datentechnik, Berlin
Druck und Bindung: CPI books GmbH, Leck
ISBN 978-3-426-87227-7

12   14   15   13   11

In jedes Menschen Gesichte

In jedes Menschen Gesichte
Steht seine Geschichte,
Sein Hassen und Lieben
Deutlich geschrieben;

Sein innerstes Wesen,
Es tritt hier ans Licht –
Doch nicht jeder kann's lesen,
Versteh'n jeder nicht.

(Friedrich von Bodenstedt)

Inhalt

Ein Wort vorab	11
Einführung	13

Die Biochemie und Dr. Schüßlers Lebenssalze	17
Das Haus der Gesundheit	20
Übersicht: *Die 12 Schüßler-Nährsalze*	21
Wie die Lebenssalze wirken	24
Biomineralien und nicht potenzierte Mineralstoffe .	28
Die Übersäuerung des Körpers	29
Krankheiten ganzheitlich behandeln	31

Mineralmangel – Diagnose und Behandlung	35
Wirkung auf seelischer Ebene	35
Psychische Merkmale	36
Meridianzuordnung	36
Affirmationen	37
Antlitzdiagnose	37
Zungendiagnose	39
Der Mineraltyp	39
Anwendung der Salben	40
Mangelbegünstigende Faktoren	41
Mondphasen	42
Homöopathische Vergleichsmittel	42

Die 12 Schüßler-Salze	43
Nr. 1 – Calcium fluoratum	43
Nr. 2 – Calcium phosphoricum	51
Nr. 3 – Ferrum phosphoricum	59
Nr. 4 – Kalium chloratum	68

Nr. 5 – Kalium phosphoricum 76
Nr. 6 – Kalium sulfuricum 84
Nr. 7 – Magnesium phosphoricum 91
Nr. 8 – Natrium chloratum 99
Nr. 9 – Natrium phosphoricum 107
Nr. 10 – Natrium sulfuricum 115
Nr. 11 – Silicea 123
Nr. 12 – Calcium sulfuricum 131

Die biochemischen Salben auf den Reflexzonen 139
    Übersicht: *Spezielle Anwendungen* 141
    Übersicht: *Ausgewählte Symptome* 143

Zur praktischen Anwendung 147
Dosierung und Einnahme 147
    »Schrotschuss«-Methode 149
    Täglich das Salz wechseln 149
    Einschleichen 150
    Einnahmezeiten 150
    Übersicht: *Einnahmezeiten* 151
    Die Organuhr 151
    Übersicht: *Die Organuhr* 152
Was man außerdem wissen sollte 154
    Erstreaktionen 154
    Zur Gesunderhaltung 154
    Bei Milchzuckerunverträglichkeit 155
    Kuren 155
    ISO-Bicomplex Heilmittel 157
    Übersicht: *ISO-Bicomplex Heilmittel* 157

Fallbeispiele aus der Praxis 159

Natürliches Vorkommen biochemischer Salze 167
Übersicht: *Nahrungsmittel und ihr*
Gehalt an Mineralsalzen 168
Übersicht: *Heimische Heilpflanzen und*
ihr Gehalt an Mineralsalzen 174

Symptome und Erkrankungen –
Eine alphabetische Übersicht 183

Fragebogen zur Eigendiagnose 249

Autorin 263
Was beim Kauf der Schüßler-Salze zu beachten ist 265
Literatur 266
Register 268

Ein Wort vorab

Immer wieder bin ich überrascht – und natürlich erfreut – über die Flut an Zuschriften von begeisterten Lesern. Solch einen Ansturm hatte ich, als vor Jahren die Idee zu diesem Buch aufkam, nicht erwartet. Durch meine tägliche Arbeit, aber auch durch Hinweise aus dem Leserkreis ergaben sich mit der Zeit eine Vielzahl neuer Erkenntnisse, die ich den Lesern nicht vorenthalten wollte, und so entschloss ich mich, mein Buch vollständig zu überarbeiten und zu erweitern. So sind in dieser Ausgabe u. a. ein Kapitel zum Thema »Die biochemischen Salben auf den Reflexzonen« zu finden und neue, äußerst wichtige Erfahrungen bezüglich Salz *Nr. 12* – Calcium sulfuricum D6.

Mein ganz besonderer Dank gilt meinem Kollegen Norbert Siwczyk, der mich seinerzeit mit der Idee zu diesem Buch überfiel, die ich zunächst mit ihm gemeinsam, später dann allein umsetzte.
Bedanken möchte ich mich an dieser Stelle auch bei meinen Freunden, die mir immer wieder Mut zum Schreiben machten, die unermüdlich den Fehlerteufeln auf der Spur waren und die mit ihrer Anmerkung und Kritik wertvolle Beiträge lieferten – wie G. A. Ulmer mit ihren Versen zu den einzelnen Mineralsalzen, die es leichter machen, das Wichtigste zu behalten.
Danke auch den Teilnehmern meiner Seminare. Sie haben mir viele neue Impulse gegeben, die es mir möglich machten, das Buch zu vollenden und es zu veröffentlichen ... und jetzt in einer überarbeiteten Fassung vorzulegen.
Ein herzliches Dankeschön geht an meine Patienten, ohne die

ich die Erfahrungen, die zu diesem Buch wesentlich beigetragen haben, nicht hätte machen können.

Und danken möchte ich nicht zuletzt allen Lesern, die ihren Freunden dieses Buch empfohlen und damit einen wichtigen Beitrag zu seinem großen Erfolg in den ersten Auflagen geleistet haben.

Oberstenfeld, Frühjahr 2004
Vistara Heike Haiduk

Einführung

Meine erste eigene Erfahrung mit Schüßler-Salzen habe ich gemacht, als ich kurz vor dem Abitur stand und von starker Prüfungsangst geplagt wurde. Ich war gerade wegen verschiedener Besorgungen unterwegs, als mich wieder eine Panikattacke überfiel. Ich wusste, dass ich das Abitur so nie schaffen würde. Mein Blick fiel auf das Praxisschild einer Heilpraktikerin – spontan klingelte ich, wusste ich doch, dass diese Heilkundigen auch Geist und Seele in ihre Behandlung miteinbeziehen. Eine freundliche, ältere Frau öffnete und fragte: »Hast du denn einen Termin?« Ich antwortete: »Nein, aber ich mache in fünf Wochen Abitur und habe schreckliche Prüfungsangst.« Die Heilpraktikerin schmunzelte und ließ mich eintreten. Bei der Untersuchung betrachtete die Frau meine Füße, die Zunge und sehr aufmerksam das Gesicht. Dann stellte sie mir ein Rezept aus für *Nr. 7* – Magnesium phosphoricum mit der Verordnung, 3-mal täglich 2 Pastillen im Mund zergehen lassen. Das Abitur würde ich schaffen, ich solle mir keine Gedanken machen. Tief beeindruckt stellte ich später fest, dass die Heilpraktikerin Recht behalten hatte, denn mein Abitur bestand ich mit einer Ruhe und Gelassenheit, um die mich andere beneideten.

Dieses Erlebnis hatte ich schon fast vergessen, bis ich im Rahmen meiner eigenen Heilpraktikerausbildung begann, mich für die »Lebenssalze« zu interessieren – jene Nährsalze, die nach Dr. Schüßler lebensnotwendig sind. Inzwischen therapiere ich selbst als Heilpraktikerin seit Jahren sehr erfolgreich mit dieser biochemischen Heilmethode, und ich bin überzeugt von der Wirksamkeit der Schüßler-Salze und begeistert von der einfachen Diagnose für ihre Anwendung.

Dieses Buch nun, das sich aus den Vorbereitungen zu meinen Seminaren und auch durch das unterstützende Feedback meiner Kursteilnehmer entwickelt hat, ist für Laien gedacht, die etwas für die Wiederherstellung und Erhaltung ihrer Gesundheit tun möchten. Es wendet sich aber auch an Heilkundige, die eine neue Methode erlernen oder ihre eigenen Behandlungsweisen weiter vertiefen möchten. Das Ziel von *Gesund durch Schüßler-Salze* ist es, auf die Hintergründe einer Erkrankung und ihrer Symptome aufmerksam zu machen. Bei einer Erkrankung sind immer die Zusammenhänge der Dreiheit von Körper, Geist und Seele zu berücksichtigen.

Bitte beachten Sie aber stets: **Dieses Buch ersetzt nicht Diagnose und Therapie durch einen Heilkundigen (Arzt oder Heilpraktiker)!** Bei allen Erkrankungen und Erscheinungen, die länger als drei Tage unverändert anhalten, ist unbedingt der Rat eines Heilkundigen einzuholen. Bei starken Schmerzen und auffallenden Symptomen (z. B. Herz-Kreislauf-Problemen) ist sofort ärztliche Hilfe hinzuzuziehen!

Ich bin mir bewusst, dass hier einige Denkansätze der ganzheitlichen Betrachtungsweise eingeflossen sind, die für viele Leser neu sein werden. Besonders im Kapitel »Die 12 Schüßler-Salze« in den Abschnitten, in denen es um die »Wirkung auf seelischer Ebene« geht, sind Erfahrungswerte aus meiner alltäglichen Praxis und aus anderen Bereichen, wie z. B. Kinesiologie, Chakralehre, Organsprache und chinesischer Medizin, miteinander verbunden worden. Diese Abschnitte dienen dem Hintergrundverständnis der Mangelerscheinungen; das dort Beschriebene ist jedoch nicht als ausschließlich zu betrachten. Es gibt immer Ausnahmen und Grauzonen, jedoch ist eine gewisse Regelmäßigkeit zu erkennen. Jede Leserin und jeder Leser sollte die Angaben für sich selbst überprüfen. Zur Erleichterung der Eigenbehandlung ist ein »Fragebogen zur Eigendiagnose« nebst Auswertung angefügt, der dabei helfen soll, nicht nur die wichtigsten Salze auszuwählen, sondern diese auch richtig zu dosieren. 12 bis 15 Pastillen täglich pro Salz sind nicht ungewöhnlich in der Auswertung. In akuten Fällen auch erheblich mehr. Nähere Erläuterungen dazu finden Sie im entsprechenden Kapitel.

Die Arbeit mit Dr. Schüßlers Lebenssalzen sollte eine tragende Säule der Gesunderhaltung sein; sie entfaltet vom ganzheitlichen Aspekt her ihre Wirkung im grobstofflichen körperlich-physiologischen Bereich. Zur Unterstützung und zur Beschleunigung der Heilung können zusätzlich auf der seelischen Ebene feinstoffliche Therapien (Bach-Blüten, Edelsteine, Reiki, Handauflegen usw.) eingesetzt werden. Wechselwirkungen mit anderen Therapien, schulmedizinisch wie auch naturheilkundlich, sind weder aus der Erfahrung noch aus der Literatur bekannt.

Die Biochemie und Dr. Schüßlers Lebenssalze

Dr. med. Wilhelm Heinrich Schüßler, der Begründer des biochemischen Heilverfahrens, wurde am 21. August 1821 in Zwischenahn im Oldenburgischen in bescheidenen Verhältnissen geboren. Schon der junge Schüßler interessierte sich sehr für die Heilkunde und zeigte eine starke Begabung für Sprachen. Zunächst wollte Schüßler homöopathischer Heilpraktiker werden, aber nachdem ihn sein Bruder auf die Schwierigkeiten dieses Berufsstandes hingewiesen hatte, begann er unter unsäglichen Mühen, die sich aus seiner Mittellosigkeit ergaben, sein Studium der Medizin in Berlin, Paris, Gießen und Prag. 1857 erst promovierte er in Gießen, musste allerdings, als er sich in Oldenburg, seiner Heimat, niederlassen wollte, noch eine zusätzliche Prüfung vor dem Kollegium ablegen. 1858 eröffnete er endlich eine Praxis als Arzt und Homöopath.

Dr. Schüßler fühlte sich immer zur Forschung hingezogen. 1873 veröffentlichte er mehrere kritische Arbeiten über die Homöopathie. Er warf in einem von ihm verfassten Artikel in der »Homöopathischen Zeitung« die Frage auf, ob »sämtliche überhaupt heilbaren Krankheiten mit denjenigen anorganischen Substanzen zu heilen wären, die die natürlichen Funktionsmittel unseres Organismus bilden«.

So machte er Versuche mit Leichenasche. Dabei stellte er fest, dass alle organischen Anteile des Körpers verbrennen. Die zurückbleibende anorganische Asche setzt sich letztendlich immer nur aus den zwölf Lebenssalzen zusammen. Im Verlauf seiner Versuche kam er zu der Überzeugung, dass durch das Fehlen eines oder mehrerer dieser anorganischen Nährsalze Hemmungen im Säftefluss zwischen Körpergewebe und -zellen auftreten können, wodurch die Lebensvorgänge gestört und Krankheiten hervorgerufen würden. Durch die Zuführung von Nährsalzen in verriebener Aufbereitung, die den Organzellen in einem bestimmten Krankheitsfall nicht zur Verfügung stünden, würden die Störungen der Zelle (die als Störungen der Molekularbewegung aufgefasst werden) beseitigt. Das biochemische Mittel bewirke dann die Wiederherstellung des zum normalen Funktionsablauf notwendigen Ionengefälles (darunter versteht man unterschiedliche Konzentrationen der Lebenssalze innerhalb und außerhalb der Zellen), so Dr. Schüßler.

Das ist zugleich die Definition für den Begriff »biochemische Heilmethode«, während die Wissenschaft unter »Biochemie« die Lehre der physiologischen chemischen Vorgänge im lebenden Organismus versteht. Der Grundsatz der »biochemischen Heilmethode« lautet: *Ein nach dem Ähnlichkeitsprinzip gewähltes Mittel ist ein homöopathisches. Ein Mittel, das aber gleichartig ist wie die Mineralstoffe des Organismus und dessen Anwendung sich auf die Körperchemie gründet, ist ein biochemisches.* Fehlt ein Mineral, so hat das funktionelle Störungen zur Folge, und der gezielte Ausgleich der fehlenden Mineralien kann zur Heilung führen. Die Kurzform könnte lauten: *Fehlendes wird aufgefüllt.*

Gesundheit sei das quantitative Gleichgewicht der einzelnen Mineralsalze, so Schüßler, Krankheit entstehe erst durch das Ungleichgewicht dieser Mineralsalze. Das Fehlen eines Salzes verursacht nicht nur körperliche Symptome, sondern auch geistige und seelische. Die Wirkung der Biomineralsubstanzen erfolgt also auf allen drei Ebenen unseres Seins: auf der seelischen, der geistigen und der körperlichen.

Dr. Schüßler benutzte zur Krankenbehandlung die zwölf im Blut befindlichen Nährsalze in festgesetzten Verreibungen. Das Verfahren der Verreibung ist mit einer homöopathischen

Aufbereitung vergleichbar. Die Salze wurden von ihm nicht nummeriert, vielmehr dem Alphabet nach sortiert. Da Schüßler selbst zum Ende seines Schaffens nicht mehr mit der *Nr. 12* – Calcium sulfuricum gearbeitet hat, ist dieses Salz später erst wieder als »Nr. 12« in die Liste aufgenommen worden. Die Biomineralstoffe sind in der folgenden Übersicht der Zahlenfolge nach mit ihren Wirkungsweisen aufgeführt.

Sollten Sie sich die Biominerale im *nicht-deutschsprachigen Raum* besorgen wollen, beachten Sie bitte, dass hier die Nummerierung *nicht* mit der deutschen übereinstimmt: *Nr. 12* – Calcium sulfuricum finden Sie dem Alphabet nach an Stelle von *Nr. 3* – Ferrum phosphoricum einsortiert. Ferrum phosphoricum ist also etwa in den englischen *Nature Health Stores* dann die *Nr. 4* ... Achten Sie also in jedem Fall auf die Bezeichnung. Um Missverständnisse zu vermeiden: Die Begriffe »Lebenssalze«, »Nährsalze«, »Schüßler-Salze«, »Biomineralstoffe«, »biochemische Salze« und dergleichen mehr meinen immer ein und dasselbe, nämlich die von Dr. Schüßler als für unsere Gesundheit unentbehrlich erachteten Mineralsalze.

Auch der Zellbiologe Jakob Molechot (1822 bis 1893) erkannte seinerzeit, dass ein Leben ohne Mineralsalze nicht möglich sei, denn die chemischen Abläufe im Organismus seien durch Mineralsalze bedingt. Gesund bleiben könne der Mensch nur, wenn er in seinem Körper die notwendigen Mineralstoffe für Aufbau und Erhaltung besitze. Der Mangel in der Zelle ist mit der Apparatemedizin aber häufig nicht nachweisbar. Selbst empfindlichste Laborgeräte sind nicht in der Lage, die exakte zur Verfügung stehende Mineralmenge zu messen. Zum Beispiel gilt für das überwiegend in den Zellen vorhandene Kalium: Liegt nach Blutmessungen ein Mangel außerhalb der Zellen vor, so muss noch lange *kein* tatsächlicher Mangel innerhalb der Zelle vorherrschen. Dieser kann jedoch labortechnisch nur sehr schlecht nachgewiesen werden.

19

Das Haus der Gesundheit

Durch die Sanierung der Gesundheit an den Wurzeln, durch das Auffüllen der Mineralien wird das *Fundament* des Gebäudes »Gesundheit« stabilisiert. Wie beim Bau eines Hauses ist auch hier das solide Fundament das Wichtigste: Ein gestörter Mineralstoffwechsel in den Zellen kann Ursache vielfältiger Störungen und Krankheiten sein. Allerdings sind auch die Regulation des Säure-Basen-Haushalts und die Pflege des Darms ausschlaggebend für unsere Gesundheit. Nur wenigen Medizinern, jedoch vielen Naturheilkundlern ist bekannt: *Der Tod sitzt im Darm.*

Daher ist die Darmsanierung und die Beobachtung der Stuhlqualität und ein regulierendes Verhalten bei Veränderungen ebenso wichtig wie die Zuführung der lebenswichtigen Biomineralien. Der Säure-Basen-Haushalt, die Biomineralstoffe und die intakte Darmflora bilden die unterste Basis des Hauses ihrer Gesundheit. Ist das Fundament intakt, sind weitere wichtige Dinge nötig, um das Haus innen wie außen »schön« zu halten – sie bilden das *Erdgeschoss*. Zu diesen Dingen gehören Bewegung, eine typgerechte Ernährung und ausreichend Entspannung. Die Ernährung spielt eine außerordentlich wichtige Rolle in unserer Gesundung. Industriell bearbeitete Lebensmittel sind mineralstoffärmer als Vollwertprodukte. Naturbelassene Nahrung und eine Umstellung der Ernährung auf die Nahrungsmittel, die wirklich zum individuellen Mechanismus passen, stabilisieren den Mineralhaushalt dauerhaft.

Das *Dachgeschoss* kann man als »Feinregulation« bezeichnen, das mit Pflanzenheilkunde und/oder Homöopathie in Ordnung gehalten wird.

Übersicht: Die 12 Schüssler-Nährsalze

Salz Nr.	Bezeichnung	Potenz	Wirkung	Psyche
1	Calcium fluoratum (Flussspat)	D12	bringt Elastizität für das Binde- und Stützgewebe, Knochen und Zahnschmelz	innere und äußere Starre, Anpassungsschwierigkeiten an veränderte Gegebenheiten, Unflexibilität im Verhalten
2	Calcium phosphoricum (phosphorsaurer Kalk)	D6	Aufbau- und Kräftigungsmittel; blut- und knochen-, eiweißbildend; »Frauen-, Kinder- und Nervenmittel«	Rekonvaleszenz; introvertiert bis abgekapselt, unzufrieden leicht erschöpft und dennoch lebhaft
3	Ferrum phosphoricum (phosphorsaures Eisen)	D12	Erste-Hilfe-Mittel, Mittel der »ersten Entzündungsphase«, Unterstützung bei fieberhaften Erkrankungen, gegen Eisenmangel	wenig Emotionen und Widerstandskraft, antriebslos, konzentrationsschwach
4	Kalium chloratum (Kalium muriaticum, Sylvin)	D6	Aufbau der Schleimhäute, Mittel der »zweiten Entzündungsphase«, Ausscheidungs- und Drüsensalz	Neigung zu Hypochondrie, Anpassungsschwierigkeiten, andere sind immer schuld an den Ereignissen

Salz Nr.	Bezeichnung	Potenz	Wirkung	Psyche
5	Kalium phosphoricum (phosphorsaures Kalium	D6	»Notfallmittel« bei Erschöpfung und Schwäche, Nerven-, Hirn- und Herzmittel, nervöse Störungen, Lähmungserscheinungen	ängstlich, hypersensibel, Depression, Reizbarkeit
6	Kalium sulfuricum (schwefelsaures Kalium)	D6	Leberentgiftungsmittel, Mittel der »dritten Entzündungsphase«; Muskelsalz, Salz für Haut und Schleimhaut	Phlegmatiker, Abneigung gegen Gesellschaft, mangelnder Ehrgeiz und Selbstvertrauen, nicht gelebte Trauer
7	Magnesium phosphoricum (phosphorsaures Magnesium)	D6	Muskel-, Knochen-, Drüsen- und Krampfmittel; Salz für innere Organe; dient der Aufrechterhaltung des Säure-Basen-Gleichgewichts	Unfähig, klar zu denken; nervös, angespannt
8	Natrium chloratum (Natrium muriaticum, Halit, Kochsalz)	D6	zuständig für den Wasserhaushalt, für alle Muskeln und Bänder; Blut bildend, entgiftend	erst überdreht, dann schnell erschöpft; Selbstmitleid, weinerlich
9	Natrium phosphoricum (phosphorsaures Natrium)	D6	neutralisiert überschüssige Säuren, gegen Mitesser und Steinbildung	sauer, gereizt, intolerant; mangelndes Selbstwertgefühl, bis hin zum Gefühl der Minderwertigkeit

Salz Nr.	Bezeichnung	Potenz	Wirkung	Psyche
10	Natrium sulfuricum (schwefelsaures Natrium)	D6	Entgiftungsmittel, Anregung des Stoffwechsels und der Ausscheidung; Bauchspeicheldrüsen-, Leber- und Gallemittel; Durchfallmittel	Perfektionismus, Melancholie; »das Gras wachsen hören«, mischt sich ein, weiß alles besser; müht sich mit schwerem Gewicht durchs Leben (oft auch körperlich)
11	Silicea (Kieselsäure/Quarz)	D12	wirkt besonders auf das Bindegewebe, auf Haare und Nägel; Nervenmittel; fördert Aufbau und Wirkung der Leukozyten (weißen Blutkörperchen)	reizbare Schwäche, wenig klare Abgrenzung, etwas in den »falschen Hals« bekommen
12	Calcium sulfuricum (Gips/Anhydrit)	D6	wirkt gegen Eiterungsprozesse; gegen herdbedingtes Rheuma und bei chronischen Vorgängen, Suchtmittel	fantasielos in Bezug auf das eigene Leben, zu wenig Kreativität; fühlt sich ausweglos

Die Biominerale helfen bei:

- außergewöhnlichen Belastungen zur Vorbeugung
- unterschiedlichsten Krankheitsanfälligkeiten zur Vorbeugung
- Beschwerden, die im Zusammenhang mit Übersäuerung stehen
- Funktionsstörungen ohne organische Ursache (z.B. Regelbeschwerden, Kopfschmerzen, Krämpfe ...)
- nervösen Beschwerden, z.B. durch Aufregung oder Überforderung
- schweren Erkrankungen, sich zu regenerieren, aber auch bei so genannten »banalen« Infekten (Husten, Schnupfen, Heiserkeit ...)
- Entschlackung
- psychischen Beschwerden leichterer Form
- Alterungsprozessen
- Bindegewebsschächen
- Heilungstörungen
- und vielem mehr

Wie die Lebenssalze wirken

Alle diese Salze liegen als wichtige anorganische Bestandteile in unserem Organismus vor, wo sie, je nach Bedarf der verschiedenen Gewebearten, sowohl hingeführt als auch wieder abtransportiert werden. Im Blut sind sämtliche anorganischen und organischen Nährstoffe für alle Körperzellen und Gewebe enthalten: Wasser, Zucker, Fett, Eiweißstoffe, Fluor, Calcium, Kieselsäure, Eisen, Kalk, Magnesium, Natrium und Kalium. Letztere sind an Phosphorsäure, Kohlensäure, Schwefel oder Chlor gebunden.
In den feinsten Blutgefäßen des Körpers, dem Kapillarsystem,

befindet sich gewissermaßen eine Sammelstelle, von der jeder Teil des Körpers – ganz nach Bedarf – das erhält, was er zu seinem Aufbau und Unterhalt benötigt. Hierzu zählen nicht nur die biochemischen Salze, sondern u. a. auch Vitamine, Spurenelemente und Hormone (Botenstoffe). Von hier beziehen die Zellen die Grundbausteine zur Eiweißsynthese und zum Zellaufbau. Daraus entsteht wieder Gewebe: Muskeln, Sehnen, Knorpel, Knochen ...

In den Muskeln finden wir Kalium, Magnesium und Eisen (Ferrum), im Bindegewebe Fluor und Silicea (Kieselsäure), im Knorpel und in den Knochen Fluor, Calcium und Magnesium. In den Nerven und im Gehirn befinden sich Natrium und Magnesium, Calcium und Kalium. Diese Mineralsalze und noch einige andere Spurenelemente initiieren und erleichtern die biochemischen Lebensabläufe. Der Sauerstoff, den wir mit der Luft einatmen, ermöglicht die energiespendenden Verbrennungsvorgänge beim Zellstoffwechsel, woraus in der Hauptsache Wasser, Milchsäure, Harnsäure, Ammoniak, Harnstoff und Schwefelsäure als Abbauprodukte hervorgehen. Treten Störungen im Konzentrationsgefälle der einzelnen biochemischen Salze ein, sei es durch zu geringe Zufuhr oder wenn der Abtransport der verbrauchten Stoffe nicht richtig funktioniert, besteht eine erhöhte Anfälligkeit für Krankheiten.

Es gibt unterschiedliche Darreichungsformen der Salze für den Körper (s. unten). Die über die Mundschleimhäute zugeführten potenzierten Mineralien werden auch bei gestörter Darmflora optimal aufgenommen. Durch die hohe Verdünnung sind die biochemischen Mineralien exakt so aufbereitet, dass sie direkt dem Blut zugeführt und an den Ort der geringsten Konzentration im Körper transportiert werden, wo entsprechend der höchste Bedarf besteht. Über Reize im Körper wird nun der Organismus angeregt, aus der Nahrung die für ihn wichtigen Stoffe herauszuholen. Die Salze wirken hier als Katalysatoren, als Stoffe also, die Reaktionen in Gang setzen, aber selbst unverändert daraus hervorgehen.

Dr. Schüßler schreibt dazu, das Mittel müsse so verdünnt sein, damit seine frei gewordenen Moleküle durch das Epithel der Mundhöhle, des Schlundes und der Speiseröhre und durch die Wandungen der Kapillare in das Blut treten könnten, und von dort diffundierten sie im Organismus überallhin. Ein Teil dieser diffundierenden Moleküle gelange an den Krankheitsherd und bewirke daselbst die Deckung des Defizits, welches die Ursache der betreffenden Erkrankung sei. Diese bewirkten wiederum eine lebhafte Molekularbewegung, in welche gleichartige Stoffe aus der Nachbarschaft treten würden. Diese Stoffe gelangten in die pathogen veränderten Zellen, und somit käme Heilung zustande. Das biochemische Heilverfahren liefere dem Heilbestreben der Natur die demselben an betreffenden Stellen fehlenden natürlichen Mittel, die anorganischen Salze.

Bei Unwohlsein – wenn man sich weder richtig krank noch richtig gesund fühlt und keinen Arztbesuch für erforderlich hält – können die biochemischen Salze ausgezeichnete Helfer sein. Sie steigern die Lebensqualität und lassen die Störungen abklingen, denen man heute auch umweltbedingt ausgesetzt ist.

Die biochemischen Mittel sind im Handel in unterschiedlichen Formen erhältlich: Man kann sie als *Pastillen* und als *Pulver* in einer Trägerstoffverreibung, jeweils in unterschiedlich hohen Verdünnungsgraden kaufen.

Bitte beachten Sie, dass es auch homöopathische Mittel gleichen Namens und gleicher Verdünnung gibt, die Wirkung ist im Körper jedoch eine andere. Die Gemeinsamkeit besteht nur in der Bezeichnung der Verdünnung und dem Bestreben, dem Körper durch energetische Arzneimittel zu helfen, den natürlichen Zustand der Gesundheit wiederherzustellen. In der Homöopathie finden Sie neben den Niederpotenzen (D1 bis

D10) auch weit höhere Verdünnungen. Je höher die homöopathische Verdünnungsstufe, desto mehr wird der konstitu-
tionelle Aspekt des Mittels in der Vordergrund gestellt
(s. auch unter dem jeweiligen Mineraltyp im Kapitel »Die 12
Schüßler-Salze«, S. 43 ff.).

Der Unterschied zwischen Homöopathie und Biochemie ist
schon im Grundsatz der Mittelwahl zu finden. In der Homöopathie wird das Mittel nach dem Ähnlichkeitsprinzip ausge-
wählt. Das heißt, das gewählte Mittel würde beim Gesunden
bestimmte Symptome auslösen und Patienten heilen, die an
diesen Symptomen leiden. Bei der Verordnung der Biomineralien hingegen werden dem Patienten die Mittel zugeführt,
die einen mineralstoffbedingten (feinstofflichen) Mangel ausgleichen.

Achten Sie beim Kauf darauf, dass es sich um *Biomineraltab-
letten/-pastillen* bzw. *biochemische* Mittel handelt. (Leider
sind Apotheken in dieser Hinsicht nicht ausreichend geschult,
um Ihnen sicher das richtige Mittel zu verkaufen.) Auch die
Preise sind sehr unterschiedlich, durch einen Preisvergleich
können Sie bis zu 40 Prozent sparen.

Die Biomineralien sind als *Salben* bei unterschiedlichen Her-
stellern erhältlich.

Wie aus der Übersicht *»Die 12 Schüßler-Nährsalze«*
(s. S. 21 ff.) ersichtlich wird, hat sich im Lauf der Zeit für
jedes Salz eine bestimmte Verdünnung durchgesetzt. Schon
Dr. Schüßler empfahl üblicherweise eine D6-Potenz; nur bei
den Salzen *Nr. 1* – Calcium fluoratum, *Nr. 3* – Ferrum phosphoricum und *Nr. 11* – Silicea ist eine D12-Verdünnung vom
Körper besser verwertbar. Das »D« steht für Dezimalpotenz
und bezeichnet zusammen mit der Ziffer den Grad der Verdünnung. D6 beispielsweise bedeutet: 1 Gramm Mineralstoff
auf 1 000 000 Gramm (= 1000 Kilogramm) Trägerstoff; D12
beschreibt ein Verhältnis von 1 Gramm Mineralstoff auf
1 000 000 Tonnen Trägerstoff.

Eine D1-Verdünnung besteht zu 1 Teil aus Mineralstoff und zu 9 Teilen aus Trägerstoff – üblich ist hier Milchzucker (= 1:10). D2 enthält 1 Teil aus der D1-Verdünnung und 9 Teile Trägerstoff (= 1:100), D3 enthält einen Teil aus der D2-Verdünnung und 9 Teile Trägerstoff (= 1:1000) usw.

Biomineralien und nicht potenzierte Mineralstoffe

Worin besteht nun der Unterschied zwischen Mineralien-Präparaten zur Nahrungsergänzung – wie Calcium oder Magnesium – aus der Apotheke, der Drogerie, dem Reformhaus ... und biochemischen Salzen?
Stellen Sie sich vor, Sie wollten ein Haus bauen. Für dieses Haus benötigen Sie Steine. Da bei der Bestellung die Eigenschaften nicht weiter differenziert wurden, erhalten Sie Steinblöcke, wie sie für den Pyramidenbau benötigt würden. Um die Steine passend zu machen, müssen Sie zusätzliche Energie aufbringen, mit der Sie diese großen Blöcke in verwendbare Teile zerlegen. Fehlt Ihnen allerdings die Energie zum Zerteilen, bleiben die großen Blöcke zunächst unbearbeitet liegen, und Sie müssen sich bei der weiteren Arbeit immer um diese Blöcke herumbewegen. Wird Ihnen hingegen die richtige Steingröße geliefert, kann die weitere Verarbeitung sofort begonnen werden. Sie brauchen keine zusätzliche Energie, und Ihr Haus ist schneller fertig gestellt.
Diesem Bild entsprechend ist nun auch der Unterschied zwischen den Mineralien, die in molekularer Form (z. B. in der Drogerie oder in Reformhäusern) angeboten werden, und den biochemischen Salzen nach Dr. Schüßler zu verstehen: Für die Verarbeitung der »großen« molekularen Mineralien ist zusätzliche Energie erforderlich, um sie für den Körper benutzbar zu machen. Sie werden erst über den Magen in den Darm geleitet und dort in den Blutkreislauf aufgenommen. Bei ei-

ner Störung der Darmflora kann das Mineral unter Umständen nicht resorbiert werden; im günstigsten Fall wird es wieder ausgeschieden. Doch das nicht verarbeitete Material kann auch an Stellen abgelegt werden, an denen es den Körper *zunächst* nicht weiter belastet. »Beliebte« Orte sind schlecht durchblutete Gewebe wie etwa Gelenke oder Muskeln, die nicht so häufig beansprucht werden. Bei einem langfristigen Überangebot aber wird immer mehr abgelagert, und es kommt zur Verkalkung oder zur Einlagerung von Schlacken im Bindegewebe, die sich z. B. als Muskelverhärtungen bemerkbar machen.

Das kann bei den biochemischen Mitteln nicht geschehen. Die Salze werden durch die Schleimhaut des Mundes zum Blut transportiert und von hier zu den Stellen im Körper, an denen ein Mangel besteht. Der Darm wird umgangen, wodurch auch bei einer gestörten Darmflora eine optimale Aufnahme gewährleistet ist. Man braucht keine zusätzliche Körperenergie für das Umbauen (vom Molekül zur nutzbaren Größe). Bei einem Überangebot eines bestimmten Minerals werden zunächst andere »Baustellen« versorgt. Ist dann immer noch etwas übrig, entsteht ein Depot, auf das bei Bedarf jederzeit zurückgegriffen werden kann, da es in besser durchbluteten Bereichen liegt. Diese Bereiche sind durch den Konzentrationssog leicht wieder abbaubar.

Die Übersäuerung des Körpers

Die Erfahrung hat gezeigt, dass Leiden bzw. Krankheiten zu einem hohen Prozentsatz durch nicht ausgeschiedene Säuren verursacht werden. In der heutigen Ernährung spielen säurebildende Stoffe wie Kaffee, Tee, Fleisch, Süßigkeiten oder Alkohol eine wesentliche Rolle. Gleichzeitig wird immer weniger körperlich gearbeitet. Vergleicht man die Lebensbedingungen unserer Großeltern mit denen der heutigen Generation, so fällt auf, dass noch zu Beginn des Jahrhunderts Gemüse und Früchte ausreichend Zeit hatten, natürlich zu reifen und zu wachsen – Zeit, um notwendige Minerale und Spurenelemente zu speichern.

Unsere Großeltern hatten meist auch nicht die Möglichkeit, täglich ein bis zwei Kannen Bohnenkaffee oder schwarzen Tee zu trinken und täglich (heute zum Teil mehrmals) Fleisch und Wurst zu sich zu nehmen. Wenn man über den arbeits- und bewegungsreichen Tag hinweg drei bis vier Mahlzeiten essen konnte, gehörte man schon zu den Glücklicheren. Zu Beginn des Jahrhunderts war außerdem der Welthandel nicht so weit entwickelt, dass Zitrusfrüchte und für die Jahreszeit untypische Obst- und Gemüsearten angeboten werden konnten. Der Mensch lebte damals erheblich mehr im Einklang mit der Natur, als es heute der Fall ist.

Viele unserer heutigen Zivilisationskrankheiten sind eine Folge dieser unnatürlichen Lebensgewohnheiten. Zahlreichen Leiden geht ein Überschuss an Säure im Körper voraus, den der Organismus nicht abbauen und ausscheiden kann. Nicht selten ist eine unzureichende Funktion der Nieren dafür verantwortlich. Ein Mangel an Salzen kann sich über Generationen hinweg verstärken, da innerhalb einer Familie zunächst Gewohnheiten (wie Zubereitungsweisen, Speisenwahl, Essenszeiten, Lebensmuster) weiter »vererbt« werden. Das Durchbrechen einer solchen Gewohnheit ist oft erst möglich, wenn ein Impuls eingebracht wird. Dieser Impuls kann durch ein eingeheiratetes Mitglied der Familie ausgelöst werden oder auch durch eine Krankheit, die andere Aspekte, etwa ein neues Ernährungsbewusstsein, in den Lebensrhythmus einschleust.

Krankheiten ganzheitlich behandeln

Eine Krankheit bricht aus, wenn der Körper sich nicht mehr anders zu helfen weiß. Häufig verläuft sie in drei Phasen, wenn sie falsch oder einseitig behandelt wird. Nehmen wir ein in meiner Praxis häufig gesehenes Beispiel:

1. PHASE:
Ein Kind entwickelt infolge zu hoher Säurebildung (teilweise schon im Mutterleib angelegt) eine Neurodermitis. Die Allergie auslösenden Stoffe (Milch, Zucker, Weißmehl, Alkohol und anderes mehr) werden während der Stillzeit über die Muttermilch aufgenommen und später über die Säuglingsnahrung zugeführt. Der Körper weist durch heftige Überreaktionen auf Missstände hin, die ohne Erkrankung nicht erkannt worden wären. Leider ist »Körper- und Organsprache« kein Unterrichtsfach in der Schule – viele Erkrankungen würden erst gar nicht entstehen, wenn wir in der Lage wären, unseren Körper besser zu verstehen. (Leider wird das aber bisher auch in der Schulmedizin nicht gelehrt.)
Die Neurodermitis wird nun durch Weglassen möglicher Allergene und durch die Einnahme vieler Medikamente unterdrückt. Damit ist das »Ventil« des Körpers verstopft, denn meistens ist die wirkliche Ursache (einschließlich psychischer Faktoren) nicht behoben worden. In aller Regel werden die gleichen Muster wie vor der Erkrankung gelebt. Der Körper scheint zunächst ruhig gestellt zu sein – in Wirklichkeit ist er mit neuen Belastungen beschäftigt, bis die Ventile wieder aufspringen.

2. PHASE:
Da die Haut als Säureventil verschlossen wurde, jedoch säurebildende Stoffe den Körper weiterhin belasten, beginnt nun die 2. Phase. Die Reaktionen verstärken sich, oder es setzt ein

Ausleitungsversuch über die Schleimhäute ein. Es entsteht Heuschnupfen oder etwas Ähnliches, beispielsweise eine Hausstauballergie, schlimmstenfalls entwickelt sich Asthma. So versucht der Körper, seine überschüssigen Gifte über die Schleimhäute loszuwerden. Der Patient hat deutlich mehr Absonderungen. Wird auch dieser Hilferuf des Körpers nicht verstanden und weder das eigentliche Problem erkannt noch die Ernährungsweise umgestellt, geht die Übersäuerung in die nächste Stufe über.

3. PHASE:
Der Körper sucht nach weiteren Möglichkeiten, die im Organismus kreisende Säure zu entsorgen. Er beginnt Deponien in wenig durchbluteten Bereichen des Körpers anzulegen – in den Gelenken. Die Säure wird dort in Form von Kristallen abgelagert, um sie zumindest aus der Blutbahn zu entfernen. Der Körper legt sozusagen als letzte Möglichkeit, um mit der starken Säurezufuhr zurechtzukommen, eine »Giftmülldeponie« an, und damit entwickelt sich Rheuma. Wird die Organsprache immer noch nicht berücksichtigt, führt Rheuma zu einer Einsteifung oder Unbeweglichkeit der Gelenke.
Das spiegelt die innere Haltung des Kranken. Er ist nicht nur körperlich, sondern meist auch geistig unbeweglich, denn der Körper folgt dem Geist. Aus einem Gedanken folgt die Handlung; ebenso ist es mit Krankheiten: Erst gerät die Innenwelt aus dem Lot; ignoriert man diesen Zustand, folgt die körperliche Erkrankung als Ausdruck des fehlenden inneren Gleichgewichts.
Beispielsweise bei der Irisdiagnose bietet sich die Möglichkeit, diese Theorie zu verfolgen: Ist ein Patient stark übersäuert, funktioniert meistens die Niere nicht richtig. Wird die Niere nicht in die Therapie miteinbezogen, kann es zu keiner Gesundung kommen, da die Säuren nur durch den Körper geschickt, jedoch nicht ausgeleitet werden.

Als Fazit kann man in Bezug auf die Mineralsalze sagen: Um den weiteren Verlauf nach den Krankheitsphasen zu verhindern, ist von Anfang an eine ganzheitliche Behandlung in Betracht zu ziehen, die nicht nur aus der Einnahme von Mineralsalzen besteht, die auf den ganzen Körper wirken, sondern auch eine Umstellung der Ernährungsweise und der Lebensgewohnheiten erfordert.

Mineralmangel – Diagnose und Behandlung

Wirkung auf seelischer Ebene

Wie aufnahmebereit der Körper für Mineralsalze ist, das hängt mit den seelischen Kräften zusammen. Durch die innere Übung, die gegenwärtige Lebenssituation zu betrachten, mögliche Konsequenzen für die Zukunft zu bedenken und Erfahrungen der Vergangenheit als Gelerntes mit einfließen zu lassen, wird die Aufnahme der Salze (auch aus der Nahrung) erhöht.

Eine Krankheit zu bekommen bedeutet, dass man eine Bereitschaft für diese Krankheit hat. Mit »Bereitschaft« sind hierbei Lebensmuster gemeint. Unter »Lebensmustern« versteht man zum einen über Generationen hinweg weitergegebene Handlungsweisen, beispielsweise wie in einer Familie mit Problemen umgegangen wird, und zum anderen Lebensgewohnheiten, etwa das Essverhalten.

Wurde bei den Eltern ein Problem ausgesprochen, so übernimmt das Kind dieser Eltern dieses Muster der Konfliktbewältigung und wird es in seinem Umfeld so leben. Wurden hingegen Konflikte um des lieben Friedens willen unterdrückt und die (Schein-)Harmonie um alles in der Welt aufrechterhalten, so kann das Kind dieser Eltern Konflikte zunächst ebenfalls nicht durch eine Aussprache lösen. Es entstehen Krankheitsneigungen, die als »vererbt« bzw. »familienbedingt« bezeichnet werden. Nutzt ein Familienmitglied die Chance, ein Familienmuster zu durchbrechen, beispielsweise durch Therapie oder Selbsterfahrung, dann wird diese »Erbfolge« unterbrochen.

Solche Muster belasten nun über die Psyche den Körper an

35

ganz spezifischen Stellen, was über bestimmte Organe zum Ausdruck kommt. So steht etwa die Lunge für den Bereich der Kommunikation, und die Niere wird der zwischenmenschlichen Beziehung – zwischen Eltern und Kind, zum Partner, zu den Geschwistern – und der Angst zugeordnet. Viele Autoren wie Ruediger Dahlke, Louise Hay und Henry Tietze (s. »Literatur«, S. 266 f.) haben sich inzwischen zur Sprache der Organe geäußert.

Entsprechend kann dem Hauptmangel eines Salzes eine (übergeordnete) innere Haltung zugeordnet werden. So verbirgt sich etwa hinter dem Mangel an *Nr. 1* – Calcium fluoratum ein Mangel an Beweglichkeit sowohl im Außen wie auch in der inneren Haltung. Weitere Einzelheiten zu diesem Thema finden Sie im Kapitel »Die 12 Schüßler-Salze« unter der Beschreibung der verschiedenen Mineralien.

Psychische Merkmale

Durch einen Mangel an Mineralsalzen zeigen sich auch bestimmte psychische Zustände wie Reizbarkeit oder Verzagtheit. Im Kapitel »Die 12 Schüßler-Salze« finden Sie unter dem jeweiligen Biomineral eine Liste der wichtigsten Merkmale. Die Einnahme des entsprechenden Salzes bewirkt einen Ausgleich auf der psychischen Ebene.

Meridianzuordnung

Ein Meridian ist in der chinesischen Medizin eine Energieleitbahn (ähnlich einem Stromkabel), die bestimmten Organen zugeordnet ist. Ein Meridian kann überaktiv – in Fülle – sein, dann fließt zu viel Energie, oder er ist unterversorgt – in Leere –, dann fließt zu wenig Energie. Durch Stimulation der

Akupunkturpunkte, die auf den Meridianen liegen, wird ein Ausgleich an Energie erzeugt. Auch die Lebenssalze haben einen Einfluss auf die Meridiane und damit auf den Energiehaushalt eines Menschen. Selbst wenn die Schulmedizin die biochemischen Grundsätze nicht vertritt und sich die chinesische Philosophie nur langsam durchsetzt, so zeigt sich immer wieder, dass jedes Salz einen bestimmten Meridian aktiviert. Die Lebensenergie wird ausgeglichen, wenn das Meridiansystem durch die Unterstützung aller Zellsalze wieder ins Gleichgewicht kommt.

Affirmationen

Affirmationen sind kurze Sätze mit positiv formulierten Kernaussagen, die man sich selbst täglich über mehrere Wochen hinweg ganz bewusst laut vorsagt oder aufschreibt, um auf diese Weise sein Unterbewusstsein maßgeblich zu beeinflussen. Die Wortwahl ist dabei sehr zu beachten. Formulieren Sie beispielsweise keine Verneinungen, da die Worte »nicht«, »kein« usw. vom Unterbewusstsein ignoriert werden. So würde sich die Formulierung ins Gegenteil umkehren. Ein einfaches Beispiel: »Ich will *(nicht)* mehr rauchen« oder auch »Ich esse *(keine)* Schokolade«. Wählen Sie Sätze, die den Zustand beschreiben, den Sie ohne Wenn und Aber erreichen möchten, beispielsweise: »Ich bin ganz ausgeglichen.«

Antlitzdiagnose

Bestimmt haben Sie schon einmal das zarte Erröten bei einem Kompliment beobachtet. Dieses »Anlaufen« z. B. ist ein diagnostischer Hinweis auf einen Magnesiummangel. Man kann bestimmte Zeichen und Färbungen des Gesichtes oder auch anderer Körperpartien bestimmten Salzen zuordnen. Es erfordert einen geübten Blick, um die Zeichen richtig zu unterscheiden. Im Einzelnen sind sie im Kapitel »Die 12 Schüßler-Salze« im Abschnitt zu dem jeweiligen Lebenssalz beschrieben. Mängel sind im Gesicht zu sehen, lange bevor Beschwerden deutlich werden oder eine Krankheit ausbricht. Das macht diese Methode zur einzigartigen Prophylaxe, damit es gar nicht erst zu einer Einschränkung des Wohlbefindens kommt.

Dr. Kurt Hickethier hat sich nach Schüßlers Tod weiter mit der Antlitzdiagnose beschäftigt. Er hat in seinem Buch *Sonnerschau* (s. »Literatur«, S. 266) die antlitzdiagnostischen Merkmale beschrieben. Sein Anliegen war es, »dass die Antlitzdiagnose Allgemeingut werde zum Wohle unzähliger Menschen ...«

Er schrieb außerdem, dass das Gesicht der Spiegel der Seele, des Blutes und der einzelnen Organe sei. Das Gesicht spiegele alles wider, sowohl den Charakter, die Eigenschaften und Fähigkeiten als auch die gesundheitliche Beschaffenheit. Es würde sich lohnen, wenn jeder sich mit der Antlitzdiagnostik befasse, um wenigstens einen Einblick zu gewinnen ... Und diesen Worten kann ich mich nur anschließen. Wenn Antlitzdiagnose ein fester Bestandteil der schulmedizinischen Ausbildung wäre, könnten die Kosten, die durch umfangreiche Diagnostik entstehen, stark gesenkt werden.

Da sich durch die Einnahme der Salze Färbungen, Falten, Beschaffenheit und Hautstruktur des Gesichtes verändern, ist eine laufende Kontrolle nötig. So ist die dauerhafte Regeneration und Gesunderhaltung sicherzustellen. Kinder sind hier nicht ausgenommen. Meine Erfahrung mit Kindern hat mir gezeigt, dass diese einen sehr natürlichen Zugang zu den Pastillen haben. Mein Vorschlag für Kinder bis etwa 6 Jahre lautet: Stellen Sie Ihrem Kind alle Dosen hin. Es wird sich zielsicher das Mineral herausnehmen, an dem es ihm zurzeit am meisten mangelt. Kinder nehmen sich so viel davon, wie sie brauchen, und dann stellen sie es wieder zurück. Es ist immer wieder interessant, welch natürlichen Zugang Kinder zu ihrer inneren Führung haben. Sie wissen besser als wir Erwachsene, was ihnen gut tut und was nicht. Sie verlernen es allerdings, wenn wir als Eltern ihrer Führung nicht vertrauen und ihnen einreden, wir wüssten es besser.

Probieren Sie es einfach einmal aus! Es gibt keine Überdosierungen oder Fehlgriffe, daher gehen Sie kein Risiko ein.

Zungendiagnose

Bei der Bestimmung des Salzmangels ist auch die Zunge nicht zu vergessen. Wichtig sind hier die Farbe und wo genau sich die Zungenbeläge befinden; der Feuchtigkeitsgehalt und die Beschaffenheit der Zunge sowie auffällige Kerben und Risse sind ebenfalls zu berücksichtigen. Bei der Beurteilung ist auch der Geschmack im Mund und der Mundgeruch zu berücksichtigen. Die Zunge zeigt immer den Hauptmangel.

Der Mineraltyp

Mangelmuster betreffen immer die ganze Persönlichkeit. Wie schon unter »Wirkung auf seelischer Ebene« in diesem Kapitel beschrieben, wirkt sich der Hauptmangel an Biomineralien auf den Erscheinungstyp aus. In den Abschnitten zu den jeweiligen Salzen im nächsten Kapitel sind die Mängel beschrieben, die der voll ausgeprägte Mineralmangel mit sich bringt. Sollten Sie sich in diesem Abschnitt wieder finden, so bedeutet das, dass Ihre Grundkonstitution (angeborene Eigenschaften) nach diesem Salz verlangt. Sie sollten es in diesem Fall täglich zuführen, um Ihre Konstitution zu unterstützen.

Anwendung der Salben

Die Haut ist ein selbstständiges Organ mit der größten Ausdehnung aller Organe. Seelische und körperliche Zustände wirken sich ebenso auf die Haut aus wie äußere Einflüsse. Organische Belastungen sind an den Reflexzonen auf der Haut zu erkennen. Alle Zustände bewirken eine Veränderung, innerlich und äußerlich. Daher ist die Haut leider oft Schauplatz vieler Erkrankungen, wie der Volksmund sagt: »Es ist zum Aus-der-Haut-Fahren ...«

Sehr einfach beschrieben besteht die Haut aus drei Schichten: Oberhaut (Epidermis), Lederhaut (Corium) und Unterhaut (Subcutis). Die Oberhaut ist die Schutzschicht, die aus Hornstoff-(Keratin)Zellschuppen aufgebaut ist und zu Verhärtung und Rissigkeit neigt. Sie ist normalerweise durch einen Säuremantel geschützt. In der Lederhaut befinden sich feine Blutgefäße, die in Bindegewebe, elastische Fasern und glatte Muskelfasern eingebettet sind. Die Unterhautschicht ist die Schicht des Körpers, in der auch das Fettgewebe liegt. Je nach Lage der Fetteinlagerungen ist sie verschiebbar. Das Unterhautfettgewebe schützt die darunter liegenden Organe vor Kälte, Schlag- und Druckverletzungen. Die biochemischen Salben wirken mit ihren Inhaltstoffen in allen Hautschichten, da der Wirkstoff auch hier zum Ort der geringsten Konzentration gezogen wird.

Die Haut dient zudem als Speicherorgan für lebenswichtige Mineralsalze und Fette und kann diese bei Bedarf wieder freisetzen und den Organen zuführen. Badezusätze, Seifen und Shampoos mit einem nicht abgestimmten Säuregehalt schwächen den Säuremantel der Haut. Störungen des Säuremantels verursachen Hautunreinheiten aller Art, Pickel oder Rötungen. Das hat oft Juckreiz oder Entzündungen zur Folge. Auch bei solchen Störungen haben sich die biochemischen Mittel vielfach bewährt. Trägt man also die Lebenssalz-Salben auf die entsprechende Stelle auf, so wird das Salz durch die Haut aufgenommen. Da auffallende Hauterscheinungen immer eine Fehlfunktion im Inneren anzeigen, sollte zusätzlich zur Salbe stets das entsprechende Salz von innen angewandt werden. Für die Salben gelten alle im Kapitel »Die 12 Schüßler-Salze« aufgeführten Kennzeichen.

Da es immer häufiger *Milchzuckerunverträglichkeiten* gibt, habe ich mich in der Praxis vermehrt mit dem Einsatz der Salben beschäftigt. Im Kapitel »Die biochemischen Salben auf den Reflexzonen« finden Sie die Anwendung auf den Segmentfeldern (s. Abb. »Die Segmente nach Dr. J. Gleditsch«, S. 140) beschrieben. Der Vorteil der Salben liegt außerdem darin, dass man sie lokal anwendet, wenn der Patient die Wirkung des Minerals besonders an einer bestimmten Hautstelle haben möchte (wie z.B. bei *Nr. 1* – Calcium fluoratum D12 gegen rissige Haut und Hornhaut).

Mangelbegünstigende Faktoren

Es gibt unterschiedliche Faktoren, die einen bestimmten Mineralmangel begünstigen. Dazu gehören u. a. unsere Lebensgewohnheiten, unsere Umwelt, unser Arbeitsplatz, unsere Ernährung und unsere Hobbys. Im folgenden Kapitel finden Sie unter der Beschreibung zu den einzelnen Salzen eine kurze Auflistung. Sie haben die Möglichkeit, diese »zehrenden« Faktoren zu beeinflussen oder prophylaktisch das entsprechende Salz zuzuführen. Zur dauerhaften Gesunderhaltung ist ein Eliminieren der Faktoren erforderlich.

Mondphasen

Schon die alten Überlieferungen in der Medizin zeigen, dass bestimmte Mittel und Anwendungen zu bestimmten Zeiten im Mondzyklus besser wirken. Es hat sich gezeigt, dass der Körper bei abnehmendem Mond besonders gut entgiftet und in der Phase des zunehmenden Mondes aufbauende Maßnahmen besonders gute Ergebnisse zeitigten. Alle ausleitenden Maßnahmen (z. B. Fasten und Entgiftungskuren) sollten daher bei abnehmendem Mond begonnen werden, aufbauende Maßnahmen bei zunehmendem Mond. Im folgenden Kapitel sind die Mineralstoffe ihrer Wirkung entsprechend diesen beiden Mondphasen zugeordnet.

Homöopathische Vergleichsmittel

Unter dieser Überschrift finden Sie jeweils die homöopathischen Mittel, die in ihrer Anwendung ähnlich wirken bzw. zur Typbeschreibung des Salzes passen. Die Auswahl homöopathischer Mittel ist allerdings sehr viel komplizierter als die Auswahl der biochemischen Mittel. **Daher sollte vor einer ergänzenden Einnahme eine fachkundige homöopathische Beratung erfolgen!**

Die 12 Schüßler-Salze

Nr. 1 – Calcium fluoratum

Macht Weiches hart und Hartes weich

»Werden deine Knochen brüchig,
lockern deine Zähne sich,
kommen Runzeln und Verkalkung,
Calcium fluor. ist gut für dich.«
(G. A. Ulmer)

Nr. 1 – Calcium fluoratum ist in den Zellen der Oberhaut, im Zahnschmelz, in der Oberfläche der Knochen und in allen elastischen Fasern vorhanden. Es ist bestrebt, alles wieder in Form zu bringen. Organisch wird dieses Lebenssalz in Gehirn, Augenlinsen, Nieren, Lunge, Herz, Knochenhüllen, Muskulatur, Bändern und Gefäßen benötigt. *Nr. 1* – Calcium fluoratum

- gibt den elastischen Fasern die Fähigkeit, sich zu dehnen und wieder zusammenzuziehen,
- ist Bau- und Betriebsstoff der elastischen Fasern in den Ringmuskeln der Gefäße,
- befindet sich in den Zellen der Oberhaut,
- ist ein wichtiger Bestandteil des Zahnschmelzes und der Knochenhüllen,
- erweicht verhärtete Drüsen.

WIRKUNG AUF SEELISCHER EBENE

Thema: *Mache einen Schritt nach dem anderen, und trage die Verantwortung dafür.*

Die Aufgabe des *Nr. 1* – Calcium fluoratum ist die Erhaltung der Dehnbarkeit der Gewebe, um die Beweglichkeit zu gewährleisten, wobei hier die Beweglichkeit auf allen Ebenen gemeint ist. Bei Patienten mit starkem Calcium-fluoratum-Mangel trifft man oft auf eine Verhärtung im Gemüt, auf Verschlossenheit, Starre und Sturheit. Hier ist es die Aufgabe, an der inneren Beweglichkeit zu arbeiten, seinen Standpunkt zu überdenken und verschiedene Möglichkeiten zu erwägen. Die Angst, etwas Neues auszuprobieren, andere Schritte zu tun, zieht Existenzangst nach sich. Der Hinweis dafür, dass etwas dringend verändert werden muss, wird oft erst in der körperlichen Verhärtung deutlich. Diese ist aber überall zu erkennen: Verhärtungen im Denken lassen sich nicht nur an Sturheit erkennen, sondern auch an einer erhöhten Vergesslichkeit und daran, dass man seine Gedanken nicht zu Ende bringt. Die Aufgabe lautet, einen Schritt nach dem anderen zu tun und nicht zwei Stufen auf einmal zu nehmen.

Wer es schafft, sich die Fähigkeit zur Verbindung der Dreiheit »Vergangenheit–Gegenwart–Zukunft« zu erhalten, sieht scharf bis ins hohe Alter. Das gute Sehvermögen bis ins hohe Alter bedeutet demnach, dass diese Person die Erfahrungen der Vergangenheit als Lernschritt verstanden hat und das Gelernte in der Gegenwart anwendet, um in der Zukunft nicht die gleichen Fehler zu machen wie in der Vergangenheit.

Bei einem Mangel an *Nr. 1* – Calcium fluoratum geht es darum, sich innerlich im Einklang mit der Seele zu entwickeln. Patienten, denen das nicht gelingt, können hartherzig wirken; es scheint, als ob sie sich einen Panzer aufgebaut hätten, um sich vor (seelischen) Verletzungen zu schützen. Das betroffene Organ zeigt an, auf welche Problematik sich die Härte bezieht: Die Nieren stehen im Zusammenhang mit Angst, die Halswirbelsäule hat mit dem Bedürfnis nach zusätzlichem Halt zu tun, aber auch mit einem Mutterthema, das einem »im Nacken sitzt«.

PSYCHISCHE MERKMALE
Bei einem starken Mangel an *Nr. 1* – Calcium fluoratum kann die Neigung zu Anpassungsschwierigkeiten bestehen. Auch sind in dieser Personengruppe häufig Eigensinn und Verschlossenheit zu finden. Die Betroffenen wirken abwesend und leiden meist unter unbegründeten Ängsten.

MERIDIANZUORDNUNG
Diesem Lebenssalz ist der Dreifacherwärmer (die Schilddrüse) zugeordnet. Der Schilddrüse wird mit den Gemütszuständen Leichtigkeit, Beschwingtheit, in unbalancierter Form jedoch mit schweren Depressionen in Verbindung gebracht. Melancholie, Trauer, Verzweiflung oder Hoffnungslosigkeit geben einen Hinweis auf mangelndes *Nr. 1* – Calcium fluoratum.

AFFIRMATIONEN
Ich gebe mich liebevoll dem Fluss der Veränderung hin.
Ich öffne sanft mein Herz.
Ich lebe in der Gegenwart und begrüße von Herzen.

ANTLITZDIAGNOSE
Fehlt *Nr. 1* – Calcium fluoratum, so finden sich Würfelfalten (Längs- und Querfalten) an den inneren Augenwinkeln. Die Färbung ist rötlich bis schwarz. Die Färbung deutet auf den Verlust des natürlichen Schutzes hin. Die Haut reagiert darauf mit stärkerer Durchblutung, die sich durch Rötung

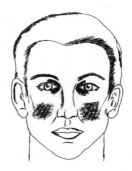

zeigt. Diese Würfelfalten können sogar schon beim Neugeborenen auftreten, da der Mangel an Salzen auch von der Mutter zum Kind weitergegeben werden kann. Oft kommt ein Mangel in der Familie gehäuft vor. Übermäßige Hornhautbildung – vor allem an Händen und Füßen, aber auch in Form von Hühneraugen – und einzelne Schuppen in der Gesichtspartie lassen sofort einen Mangel dieses Minerals erkennen.

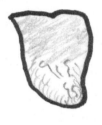

ZUNGENDIAGNOSE
Betrachtet man die Zunge, so erscheint sie borkig, rissig und/oder chronisch geschwollen. Sie wirkt verhornt. Bei Patienten höheren Alters ist sie lehmfarben belegt und trocken. Die Erscheinungen erstrecken sich über die ganze Zunge. Der Patient beschreibt Trockenheit in Mund und Hals. Morgens kann es zu einem bitteren Geschmack kommen, der bis zur Geschmacksverminderung führen kann.

ABSONDERUNGEN
Die Absonderungen der verschiedenen Körperöffnungen beim Calcium-fluoratum-Mangel sind ätzend und haben die Neigung, sich zusammenzuziehen. Es kommt zu Schweißausbrüchen bereits bei geringen Belastungen, besonders an Kopf und Hals.

Der Mangel an *Nr. 1* – Calcium fluoratum beginnt langsam und schleichend. Zunächst lässt die Elastizität nach, später stellen sich Verhärtungen ein. Auf den Knochenoberflächen bilden sich unebene Ablagerungen, die unter Umständen auch als Erhöhungen fühlbar sind. Ausschwitzungen verhärten sofort, und es kommt zu Borken- und Schrundenbildung, besonders in den Handflächen. Blutgefäße erweitern sich, elastische Fasern und Bänder erschlaffen. Auswurf sieht aus wie kleine Kügelchen und erinnert an Hirsekörner, er hat einen kastanienartigen Geschmack.

Beschwerden, die durch diesen Mangel entstehen, sind durch Reiben, warme Umschläge und Wärme zu lindern. Sie verschlimmern sich jedoch bei Kälte und feuchtem Wetter.

Nr. 1 – Calcium fluoratum sollte vorbeugend bei Kindern gegeben werden, um einen elastischen, festen Körperbau mit schlanken Formen zu fördern. Die Einnahme muss über einen langen Zeitraum hinweg erfolgen, da dieses Lebenssalz langsam wirkt.

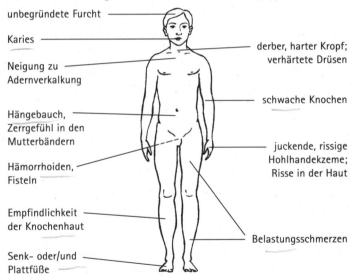

Bindegewebs- und milzschwacher Typ

- unbegründete Furcht
- Karies
- Neigung zu Adernverkalkung
- Hängebauch, Zerrgefühl in den Mutterbändern
- Hämorrhoiden, Fisteln
- Empfindlichkeit der Knochenhaut
- Senk- oder/und Plattfüße
- derber, harter Kropf; verhärtete Drüsen
- schwache Knochen
- juckende, rissige Hohlhandekzeme; Risse in der Haut
- Belastungsschmerzen

DER CALCIUM-FLUORATUM-TYP
Mensch dieses Typs sind anfällig für folgende Erscheinungs- und Krankheitsbilder:

Haut	rissige Haut, Hautjucken, Hornhautbildung in den Handflächen, Aftereinrisse, Schuppenflechte *(Psoriasis)*, Neurodermitis, Hühneraugen, Karbunkel, Furunkel, Muttermale, Blutschwämmchen
Knochen und Gelenke	schwächliche Knochen mit Auftreibungen und Auswüchsen, Haltungsschäden infolge einer schwachen Wirbelsäule, Knochenhautentzündungen, Senkfußbeschwerden, Plattfüße, Schmerzen in den Gelenken nach Belastung, Gichtknoten an den Gelenken und rheumatische Beschwerden, Anschwellen der Gelenkkapseln, Bänder- und Bindegewebsschwäche
Atemwege	Nasenaffektionen aller Art (Nasenschleimhautentzündungen mit Krustenbildung, Schleimabsonderungen in den Rachen); Kitzelhusten, Raucherkatarrhe, Heiserkeit
Herz und Kreislauf	Herzerweiterung, vorzeitige Adernverkalkung, Krampfadern, Hämorrhoiden, Gewebsverhärtungen mit Lymphknotenschwellungen, Schwellungen an den Beinen nach Venenentzündungen
Harnwege Verdauungstrakt	Blasenschwäche, Harndrang, Wanderniere Zahnverfall mit Zahnfleischentzündungen (warme und kalte Getränke verschlimmern die Zahnschmerzen), Speiseröhrenpolypen, Magenerweiterung, Blähungen, Verstopfung wechselt mit Durchfall, Divertikel
Nervliche Verfassung	Rückenschmerzen mit Beteiligung des Ischiasnervs, Nervenschmerzen (schlimmer in Ruhe); Sehstörungen, Funkensehen; Anpassungsschwierigkeiten, unbegründete Furcht, nach Aktivitäten große Mattigkeit

ANWENDUNG DES MINERALSALZES

Dieses Lebenssalz wird eingesetzt u. a. bei drohendem Schlaganfall (Apoplex) und Herzinfarkt und bei

- Austritt von Hornstoff aus der Haut, der sofort verhärtet; Borken, Schrunden und Rissen in den Handflächen; Einrissen am After; Hühneraugen, Hornhaut und Schwielen; wenn das Treppensteigen schwer fällt,
- Glasnägeln, spröden Nägeln und Haaren, Längsreißen der Nägel,
- Parodontose und Empfindlichkeit der Zähne gegen Süßes, Heißes oder Kaltes; zur Erhaltung des Zahnschmelzes; Karies,
- Ohrgeräuschen (Tinnitus),
- Bellhusten,
- vor Kälte starren Händen,
- allen Erschlaffungen der Bänder und Fasern,
- Bandscheibenschäden,
- Haltungsschwäche, Rachitis,
- Organsenkung, Krampfadern, Erweiterung der Blutgefäße, Hämorrhoiden, Hängebauch,
- Leberzirrhose,
- Nierenschrumpfung, Steinbildung,
- Knochenauswüchsen, Überbeinen, Auswüchsen der Sehnenscheiden, Krebsgeschwulsten,
- verhärteten Drüsen.

Nr. 1 – Calcium fluoratum sollte generell allen Menschen unter 14 und über 60 Jahren gegeben werden, und zwar im Wechsel mit *Nr. 11* – Silicea, jeweils 4- bis 5-mal 1 bis 2 Pastillen.

ANWENDUNG DER SALBE

Nr. 1 – Calcium-fluoratum-Salbe wird verwendet bei

- schwärzlichen und rötlichen Hautveränderungen (Warzen, Schwielen, Streifen),
- Verhärtungen als Massagemittel,
- Knochenverletzungen,
- Knochenhautentzündungen,
- Narben (auch verhärtete) zur Wiederherstellung der Elastizität,
- Hornhautbildung, Rissen und Schrunden,
- Hämorrhoiden, Krampfadern, Besenreiservenen,
- Verhärtung der Lymphknoten,
- allgemeiner Bänderschwäche.

MANGELBEGÜNSTIGENDE FAKTOREN

Falsche Ernährung (Fast Food, Industriekost), Überarbeitung, nervliche Belastungen oder zu viel PC-Arbeit und der damit verbundene Elektrosmog begünstigen einen Mangel an *Nr. 1* – Calcium fluoratum.

Steht das Bett auf einer Wasserader oder ist man Hast und Unruhe ausgesetzt, kann auch das den Bedarf stark erhöhen. Natürlich spielt die Lebensweise eine Hauptrolle. Ein Missbrauch von Genussmitteln wie Schokolade oder Alkohol steigert ebenfalls den Bedarf dieses Lebenssalzes.

MONDPHASE

Empfohlene Mondphase: zunehmender Mond

HOMÖOPATHISCHE VERGLEICHSMITTEL

Acidum hydrofluoricum, Arnica, Aurum metallicum, Pulsatilla

Nr. 2 – Calcium phosphoricum

Aufbau-, Kräftigungs- und Nervenmittel

»Auch Calcium phos. ist für die Knochen,
für Schwangerschaft und jedes Kind;
bei Blutarmut und mancher Schwäche
man seine Kräfte neu gewinnt.«
(G. A. Ulmer)

Nr. 2 – Calcium phosphoricum ist in allen Körperzellen vorhanden, vor allem in den Knochenzellen. Es spielt die Hauptrolle bei jeder Zellerneuerung im Körper, da es in Verbindung zu allen Eiweißen steht. Ein Mangel führt zu Störungen in den Erneuerungs- und Aufbauvorgängen. Fehlt dem Körper dieses Salz, besteht meist auch ein Mangel an *Nr. 8* – Natrium chloratum, und es kann zu eiweißhaltigen Schleimabsonderungen kommen. Dieser Auswurf ist von flockigem Gefüge und mit dicker, saurer Milch zu vergleichen. *Nr. 2* – Calcium phosphoricum

- ist zur Bildung von Knochenzellen unbedingt erforderlich, da es der Hauptbestandteil der Knochen ist,
- begünstigt den Teilungsvorgang der Zellen, vor allem beim Muskelaufbau,
- ist ein Blut bildendes Mittel und ermöglicht die Eisenanreicherung,
- fungiert als Bindemittel für den Eiweißaufbau in den Zellen, etwa bei der Bildung von weißen Blutkörperchen, Abwehrstoffen und Bestandteilen der Muskelzellen.

WIRKUNG AUF SEELISCHER EBENE

Thema: *Sei aufrichtig, nimm deine innere Aufgabe an, und überlasse dich der inneren Führung.* »Herr, dein Wille geschehe.«

Nr. 2 – Calcium phosphoricum ist ein wichtiger Baustoff, sowohl für unsere härteste Körpersubstanz, die Knochen, als auch für unsere weichste Substanz, das Blut. Über diese Funktionen hinaus ist es auch zur Entspannung nötig. Zunächst scheint das ein Widerspruch zu sein, doch diese Polarität gehört zu unserem Leben.

Jeder Mensch hat seine Aufgabe auf der Erde, der er mit seinen besonderen Fähigkeiten und einzigartigen Talenten nachkommen kann. Jeder Mensch hat mit diesen Befähigungen im großen Ganzen oder dem Kosmos seinen festen Platz – etwa so wie eine Zelle im Körper. Zum Beispiel hat die Zelle der Niere nicht dieselbe Aufgabe wie die des Herzens, da sie sehr spezifisch und exakt für ihren eigenen Auftrag angelegt ist. Ebenso ist es bei den Menschen. Niemand sollte höher bewertet werden, nur weil er etwas anderes kann. Vielmehr sollte jeder seine volle Aufmerksamkeit auf das richten, was er als Gabe erhalten hat.

Bei Patienten mit chronischem Calcium-phosphoricum-Mangel findet sich häufig eine ausgeprägte Kopflastigkeit. Die Brücke zwischen Körper und Geist ist durch die anämische Veranlagung (Blutarmut) unterbrochen. Oft sollen diese Menschen ihren Mann bzw. ihre Frau stehen, können dieser Aufgabe aber kaum gerecht werden. Es plagen sie Angst und Sorgen, ob der eingeschlagene Weg auch der richtige ist. Entspannung wäre nötig, um für die psychischen Impulse genügend Energie zur Verwirklichung aufbringen zu können. Wird die Aufgabe mit Gewalt umgesetzt, neigt der Mensch mit einem Mangel dieses Lebenssalzes zu Verkrampfungen – ähnlich einem Schützen, der zu lange seinen Bogen spannt und schließlich das Ziel verfehlt. *Nr. 2* – Calcium phosphoricum ist für den Aufbau von körpereigenem Eiweiß nötig und auch zur Blutbildung. Blut wird auch das »fließende Ich« genannt. Es bringt nicht nur Sauerstoff in jede Zelle, es bringt auch das Licht des Schöpfers an jeden Ort des Körpers.

Ein Mangel ist häufig bei Personen festzustellen, die sich intensiv oder krampfhaft um die innere Führung bemühen – oder sie ablehnen. Es geht darum, die innere Führung, das »dein Wille geschehe«, einfach zuzulassen.

PSYCHISCHE MERKMALE

Die psychischen Mangelerscheinungen von *Nr. 2* – Calcium phosphoricum sind neben fehlender Warmherzigkeit auch Aggressivität und leichte Verzagtheit. Der ausgeprägte Calcium-phosphoricum-Typ ist kontaktarm und nervlich leicht erregbar.

MERIDIANZUORDNUNG

Dieses Salz ist in der chinesischen Medizin dem Gallenblasenmeridian zugeordnet. Es handelt sich hierbei um den Meridian der Verehrung. Die Gefühle Liebe, Wut und Jähzorn werden ihm zugeschrieben. Die Bezeichnung für den Temperamenttyp »Choleriker« ist eng mit der Galle (Griechisch: *chol*) verknüpft, und auch im Volksmund »läuft einem die Galle über«. Bei Menschen mit einem starken Mangel dieses Schüßler-Salzes erstreckt sich emotionale Bandbreite von Wut oder Zorn (mit möglicherweise gewalttätigen Anfällen) bis hin zu Liebe, Verehrung und dem aktiven Zugehen auf andere. Das Salz sorgt für den Ausgleich.

AFFIRMATIONEN
Ich gehe liebevoll auf andere zu.
Ich gehe versöhnlich auf andere zu.

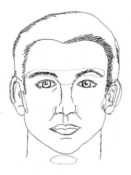

ANTLITZDIAGNOSE

Fehlt im Körper *Nr. 2* – Calcium phosphoricum, so zeigt sich im Gesicht eine wachsfarbene Blässe, die an Wachsfiguren oder eine Kerze in der Kirche erinnert. Um sie von der weißlichen Blässe bei Kalium-chloratum-Mangel zu unterscheiden, achtet man auf die jeweilige Lokalisation im Gesicht: Die Farbflächen bilden sich vor allem um die Augenbrauen, an der Nasenwurzel und den Ohren und deren Ansätzen sowie in der Kehlkopfgegend. Als Erstes erscheint die Blässe auf der Stirn; nimmt der Mangel zu, zeigt sie sich auch an den Ohren, bei ausgeprägtem Mangel zeigt sie sich auch unter der Nase.

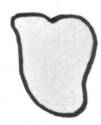

ZUNGENDIAGNOSE

Die Zunge erscheint pelzig, durchscheinend, weißlich belegt. Der Geschmack ist schal oder süßlich. Patienten klagen hin und wieder über Zungenbrennen oder Wundheitsgefühl.

ABSONDERUNGEN

Die Absonderungen der Körperöffnungen, die durch Calcium-phosphoricum-Mangel hervorgerufen werden, zeigen sich gelblich weiß und krustig. Sie enthalten Eiweiß. So ist in diesem Fall oftmals Eiweiß im Harn zu finden.

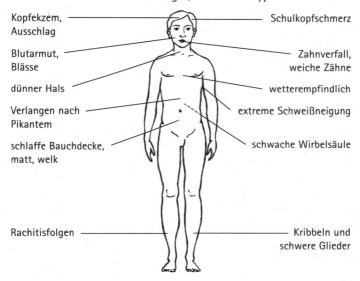

DER CALCIUM-PHOSPHORICUM-TYP

Ein Mensch dieses Typs ist blutarm, nervös, schwach gebaut und leicht erschöpfbar. Er ist außerdem anfällig für folgende Erscheinungs- und Krankheitsbilder:

Haut	Flechten, Schuppen, trockene Haut, Hautjucken (bei alten Menschen)
Knochen und Gelenke	spröde, leicht brechende Knochen; Osteoporose; verzögerte Kallusbildung (Bildung neuen Knochens bei Brüchen); rheumatische Gelenkbeschwerden, die insbesondere bei Wetterwechsel und Erkältungen auftreten können. Dieser Typ ist insgesamt schmalwüchsig, hat eine schwache Wirbelsäule und

	ebensolche Gelenke, eine schlechte Haltung und neigt häufig zu verzögerter Knochenbildung und -entwicklung
Atemwege	Erkältung, Wetterempfindlichkeit, Wundheitsgefühl in der Brust beim Einatmen, chronischen Husten, morgendliche Hustenanfälle, Heiserkeit, Lungenleiden mit Nachtschweiß
Herz und Kreislauf	stechende Herzschmerzen, Herzrhythmusstörungen; Angst und Gliederzittern nach Herzrasen; Blutarmut; Hand- und Fußschweiß, Blässe, rasche Erschöpfung; Kribbeln und Taubheitsgefühl in Händen und Füßen
Harnwege	Nierenbeckenentzündungen, Nierengries und -steine
Verdauungstrakt	Mandelbeschwerden; Heißhunger auf pikante Speisen mit Abneigung gegen Fleisch; Blähbauch; Kinder sind träge und schwach bei schlaffem, eingezogenem Bauch
Nervliche Verfassung	nervöse Störungen im Alter, Nervenschwäche; Ameisenlaufen in den Händen und Füßen (nachts verstärkt); Krämpfe, Schulkopfschmerz nach Überanstrengung; Schwindel

ANWENDUNG DES MINERALSALZES
Dieses Biomineral

- macht ruhig und stark, ist daher nach jeder Krankheit zu geben, besonders in Verbindung mit *Nr. 7* – Magnesium phosphoricum, evtl. auch im Wechsel mit *Nr. 1* – Calcium fluoratum,
- dient als Nährmittel für blasse, blutarme, rachitische und drüsenkranke Personen,

- hilft bei Wachstumsstörungen, die durch Eiweißmangel entstanden sind,
- dient als Herzkräftigungsmittel, zur Beruhigung des Herzens bei hohem Puls,
- hilft bei allen Knochenerkrankungen, schlecht heilenden Knochenbrüchen, Störungen der Zahnbildung und Hormonbildung,
- ist gut bei Muskelschmerzen der Rückenmuskulatur, Skoliose, Kopfschmerzen durch verspannte Nackenmuskulatur, Hexenschuss, Ischialgie,
- hilft bei Krämpfen, Kribbeln, Taubheitsgefühl in den Gliedern,
- lindert bei Nierenentzündungen.

ANWENDUNG DER SALBE
Nr. 2 – Calcium-phosphoricum-Salbe wird eingesetzt bei

- allen perlmuttfarbenen (weißlich matt schimmernden) Hautveränderungen (auch Pickeln, weißen Hautflecken, Psoriasis); eitrigen Hautausschlägen,
- chronischen Leiden zum Muskelaufbau (sie ist daher ein ausgezeichnetes Mittel zur Kräftigungsmassage),
- Skoliose (rechts und links der Wirbelsäule einreiben),
- Verkrampfungen,
- Migräne (Einreiben des Nackens und des Schulterdreiecks),
- Knochenbrüchen für den Knochenaufbau,
- Schiefhals,
- Gelenkergüssen und Gelenkschwäche bei Kindern.

MANGELBEGÜNSTIGENDE FAKTOREN
Calcium-phosphoricum-Mangel entsteht vor allem in der Schwangerschaft und Stillzeit, allgemein bei Erkrankungen während Wachstumsschüben und bei starker nervlicher Beanspruchung.

MONDPHASE
Empfohlene Mondphase: zunehmender Mond

HOMÖOPATHISCHE VERGLEICHSMITTEL
Acidum phosphoricum, Avena sativa, China, Kalium carbonicum

Nr. 3 – Ferrum phosphoricum

Erste-Hilfe-Mittel bei Schmerz und Wunden, Mittel für die »erste Entzündungsphase«

»Ist irgendwo etwas entzündet,
wohl dem, der Ferrum phos. gleich nimmt,
selbst bei Wunden, Schwellung, Fieber,
bei manchem Schmerz hilft es bestimmt.«
(G. A. Ulmer)

Dieses Biomineral ist das so genannte »Erste-Hilfe-Mittel«. Eisen befindet sich im Blut, in allen Körperzellen, besonders in den Muskelzellen. Das in den roten Blutkörperchen befindliche eisenhaltige Hämoglobin nimmt beim Einatmen Sauerstoff aus der Luft auf, um ihn allen Geweben des Körpers zuzuführen. *Nr. 3 – Ferrum phosphoricum*

- ist das Mittel der »ersten Entzündungsphase« und wirkt entzündungshemmend und fiebersenkend,
- versetzt Blut in die Lage, Sauerstoff aufzunehmen und ihn an die Gewebe weiterzugeben,
- ist ein wichtiger Sauerstoffträger, wirkt Blut bildend und Blut erhaltend,
- erhält die Spannkraft der Muskelfasern.

WIRKUNG AUF SEELISCHER EBENE
Thema: *Richte deine Aufmerksamkeit auf alltägliche Situationen. Konzentriere dich auf das, was jetzt gerade geschieht.*

Patienten mit hohem Mangel an *Nr. 3 – Ferrum phosphoricum* neigen zur Selbstentzündung. Es sind hitzige Gemüter, die jedoch diese Hitze nicht nach außen dringen lassen, damit sie niemandem wehtun. Die Hitze richtet sich also gegen den eigenen Organismus. Das Blut kocht, und es gibt kein Ventil. Werden akute Probleme, die das Gemüt entzünden, nicht bearbeitet, so ist der Mensch anfällig für Krankheiten. Was nicht ausgesprochen wird, entzündet sich – im Volksmund hat man einen »dicken Hals« (Mandelentzündung, Halsentzündung). Das gilt insbesondere im Alltagsgeschehen. Man »ent-rüstet« sich über eine Nachricht, beispielsweise aus den Medien, und schwächt dadurch das eigene Immunsystem. Ungehindert werden Einflüsse und Eindrücke von außen aufgenommen. Oft bemerken wir zu spät, dass wir uns dadurch schwächen.

Ist der Mangel dieses Lebenssalzes sichtbar, dann steht die Aufgabe an, einen wirksamen Filter für diese Einflüsse und Eindrücke zu schaffen. Eisen (Ferrum) steht auf der Körperebene auch für Schutz – Schutz vor Giften und Angriffen des Alltags. Dieser wird nie vollständig sein, da sonst keinerlei Einflüsse oder Impulse mehr zu uns vordringen würden – weder seelisch noch körperlich. Doch diese seelische Durchlässigkeit macht uns zugleich verwundbar. Ein bestimmter Eindruck mogelt sich unbemerkt durch unseren Filter und zieht plötzlich unsere ganze Aufmerksamkeit auf sich. Solche Gedanken und Einflüsse können auf der Körperebene Viren und Bakterien die Möglichkeit zum Angriff geben.

Die Chance einer Krankheit liegt in der Erkenntnis über das Krankheitsgeschehen. Doch statt für Abschirmung und Ruhe zu sorgen, lassen wir Fernseh-, Radio- und Videogeräte laufen. Wir nehmen uns damit die Möglichkeit zur Besinnung. Der Schmerz bietet eine ähnliche Chance wie die Krankheit: Er will uns dazu bringen, uns auf unser Inneres zu konzentrieren. Die Ursache für solche »Ferrumschmerzen und -erscheinungen« ist innerhalb der vergangenen Woche zu suchen. Es handelt sich also um ein sehr aktuelles Geschehen, das durch unseren Schutzschild in unser Inneres gelangt ist und uns dort entzündet.

Das Salz dient außerdem der erhöhten Aufnahme von Sauerstoff und damit verbunden einer verbesserten Atmung. Die Atmung ist die wichtigste Grundlage unseres Seins. Wir kommen zwar drei Monate ohne Essen aus und drei Wochen ohne Trinken, jedoch nur drei Minuten ohne Sauerstoff. Spätestens dann setzen nicht reversible Störungen im Gehirn ein. Prinzipiell sollte man auf eine tiefe regelmäßige Atmung achten – so verbessert sich auch die Lebenskraft.

PSYCHISCHE MERKMALE

Personen mit einem Mangel an *Nr. 3* – Ferrum phosphoricum zeigen häufig Konzentrationsmängel, geringe Widerstandskraft und Ängstlichkeit. Oft fehlt es ihnen an Standhaftigkeit und Durchsetzungskraft.

MERIDIANZUORDNUNG

Das Lebenssalz ist dem Nierenmeridian zugeordnet. Dieser Meridian steht in der chinesischen Medizin für die sexuelle Entschlossenheit. Ein Mangel in der Energie des Nierenmeridians bedeutet sexuelle Unschlüssigkeit. Menschen, die vorübergehend einen Nierenenergiemangel haben, neigen dazu, mit einer Person ins Bett zu gehen, die sie nicht besonders anziehend finden, die sie aber auch nicht abstößt. Sie sind sich über ihre sexuellen Bedürfnisse und Wünsche nicht im Klaren. Sie überlegen: »Soll ich? Will ich das wirklich?« Häufig ist dieser Mangel bei Ehepartnern ausgeprägt, die nur »wegen der guten Erziehung« keine außereheliche Beziehung haben. Tatsächlich wünschen sie sich eine Geliebte oder einen Geliebten. Der eigene Partner ist nur ein Ersatz. Die Einnahme dieses Salzes trägt zu einer klareren Haltung bei. Durch den Entschluss, zu etwas zu stehen, gleicht sich die Nierenenergie wieder aus.

AFFIRMATIONEN
Ich bin mir über mein sexuelles Bedürfnis im Klaren.
Meine sexuellen Kräfte sind im Gleichgewicht.

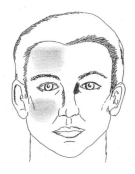

ANTLITZDIAGNOSE
Bei Patienten mit einem Mangel an *Nr. 3* – Ferrum phosphoricum zeigt sich zunächst ein dunkler Schatten an den inneren Augenwinkeln. Dieser Schatten ist bereits bei großer Anstrengung und kurz vor Ausbruch einer fieberhaften Erkrankung erkennbar und hat eine bläulich-schwarze Färbung. Das Blut ist sauerstoffarm und deshalb dunkel, und da die Haut an den Augenwinkeln besonders dünn ist, zeigt sich dort die dunkle Verfärbung am ehesten. Ist der Mangel sehr ausgeprägt, zeigt sich die bläulich schwarze Färbung um das ganze Auge herum. Der Patient wirkt ausgezehrt.
Wenn Fieber auftritt, erscheint die so genannte »Ferrumröte«, vor allem auf den Wangen. Bei Kindern glühen das ganze Gesicht und die Ohrenränder. Diese hitzige Röte unterscheidet sich deutlich von der des Magnesiummangels. Die typische »Ferrumröte« ist ein Zeichen für das »erste Entzündungsstadium«. Bei einer Entzündung ist das Immunsystem bestrebt, die entsprechenden Stellen besser zu durchbluten. Bei Fieber wird durch die stärkere Durchblutung der Haut der Organismus abgekühlt.

ZUNGENDIAGNOSE

An der Zunge zeigt sich der Mangel an *Nr. 3* – Ferrum phosphoricum durch eine deutlich rote Zunge, besonders an den Rändern. Im akuten Fall erscheint die Zunge trocken, Lippen und Wangen sind ebenfalls deutlich rot. Der Patient kann auch über Zungenbrennen klagen. Eventuell ist die ganze Zunge sehr rot (ähnlich rohem Rindfleisch). Der Geschmack ist fad und pappig und erinnert an faule Eier.

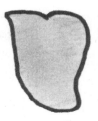

ABSONDERUNGEN

Absonderungen bei Ferrum-phosphoricum-Mangel treten mit Blut auf. Zum Beispiel Auswurf mit Blutstreifen, starke Regelblutungen; Nachtschweiß bei Anämie oder Schwäche.

Fehlt *Nr. 3* – Ferrum phosphoricum im Körper, dann kommt es zu einer Erschlaffung der Muskeln und der Blutgefäße; die Folgen sind eine Überfüllung der Gefäße und eine Entzündung des Gewebes, da Schlackstoffe nicht mehr abtransportiert werden können. Stuhlträgheit wie auch unverdaute Speisereste im Stuhl signalisieren einen Ferrum-phosphoricum-Mangel, und schnelle Wechselbäder von Schwitzen und Frieren sind ebenfalls darauf zurückzuführen. Schmerzzustände, die *Nr. 3* – Ferrum phosphoricum erfordern, verschlimmern sich durch Wärme und Bewegung, werden jedoch bei Kälte gelindert. Durch die rechtzeitige Gabe dieses Mineralsalzes kann eine beginnende Entzündung sofort zurückgehen.

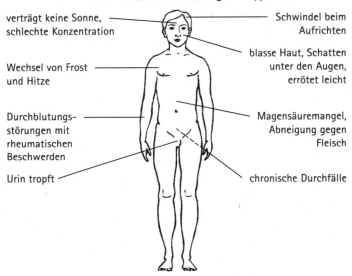

DER FERRUM-PHOSPHORICUM-TYP

Ein Mensch dieses Typs ist mager, zierlich, lebhaft. Er ist anfällig für folgende Erscheinungs- und Krankheitsbilder:

Haut	Wundrosen, Herpes-Bläschen, Scharlach, Masern, übermäßiges Schwitzen
Knochen und Gelenke	entzündliche Hüftgelenksschmerzen; geschwollene Fingergelenke; wandernde Schmerzen von einem Gelenk zum anderen; Hexenschuss, Ischialgie; vor allem rechtsseitige Schmerzen
Atemwege	akute Bronchitis, Kitzelhusten (schlimmer nach dem Essen und in frischer Luft), Lungenentzündung

Herz und Kreislauf	Herzklopfen nach körperlicher Belastung, Blutandrang in bestimmten Körperbereichen, Durchblutungsstörungen,; Hitzewallungen während der Wechseljahre, Venenentzündungen. Die Adern scheinen bläulich durch die Haut
Harnwege	Blasenentzündung, nächtliches Bettnässen, Reizblase, Nierenbeckenentzündung
Verdauungstrakt	Appetitlosigkeit, Magenschmerzen nach dem Essen, Erbrechen, Magensäuremangel; chronischen Durchfall; Mandelentzündungen, geschwollene Zunge; Abneigung gegen Fleisch und Milchprodukte
Nervliche Verfassung	Schlafstörungen, Konzentrationsmangel; Sonnenallergie; allgemeine Schwäche, Migräne nach geistiger Anstrengung; klopfende, stechende Kopfschmerzen

ANWENDUNG DES MINERALSALZES
Dieses Lebenssalz hilft bei

- allen plötzlich auftretenden, akuten Krankheitszuständen,
- frischen Wunden, Schnittwunden, Quetschungen, Verstauchungen und örtlichen Entzündungen,
- bei allen beginnenden Erkältungen; Fieber bis etwa 39 °C (alle 5 bis 10 Minuten eine Gabe, bis das Fieber sinkt; steigt das Fieber weiter, sollte *Nr. 5* – Kalium phosphoricum im Wechsel mit *Nr. 3* – Ferrum phosphoricum gegeben werden [2 bis 3 Pastillen alle 5 Minuten]; Näheres dazu unter »Dosierung und Einnahme« im Kapitel »Zur praktischen Anwendung«, s. S. 147 ff.),
- Muskelkater, Muskelermüdung, körperlicher Erschöpfung, großer Anstrengung,
- Bettruhe,

- klopfenden und stechenden Schmerzen; allen Symptomen pulsierender Art, auch wenn sie nicht schmerzhaft sind (bei Ohrpuls, Pulsgefühl im Hals, in Zähnen oder Gliedmaßen),
- Gelenkentzündungen, rheumatischen Beschwerden, akuten Erkrankungen wie Gastritis, Blasenentzündung, Erbrechen, Durchfall,
- Sonnenunverträglichkeit,
- Anämie
- und in der Schwangerschaft.

ANWENDUNG DER SALBE
Nr. 3 – Ferrum-phosphoricum-Salbe wird eingesetzt bei

- allen roten Hauterscheinungen mit Schmerz und unter Umständen pochenden Verdickungen,
- Verbrennungen mit geschlossenen Blasen in Verbindung mit *Nr. 8* – Natrium chloratum (dieses Salz verhindert das Nässen der Wunde und wirkt zellaufbauend. Ist die oberste Hautschicht zerstört, darf *Nr. 3* – Ferrum phosphoricum nur als Pastille verwendet werden!),
- Verletzungen wie Quetschungen, Verstauchungen allgemein,
- juckenden und nesselsuchtartigen Ausschlägen,
- kalten Füßen als gutes Massagemittel,
- offenen Wunden (hier *Nr. 3* – Ferrum phosphoricum und *Nr. 8* – Natrium chloratum in Form von Pastillen im Mund einspeicheln und dann als Brei auf die Wunde auftragen).

MANGELBEGÜNSTIGENDE FAKTOREN
Eine Anfälligkeit für Krankheiten, die durch Ferrum-phosphoricum-Mangel verursacht werden, begünstigt auch häufiger Genuss von Rotwein, Zucker, Kaffee, Kakaoprodukten und schwarzem Tee sowie der Kontakt mit Schwermetallen.

MONDPHASE
Empfohlene Mondphase: zunehmender Mond

HOMÖOPATHISCHE VERGLEICHSMITTEL
Aconitum, Belladonna, Arnica, Gelsemium

Nr. 4 – Kalium chloratum

Ausleitung von Giften über die Lymphe,
Mittel für die »zweite Entzündungsphase«

»Ist die Entzündung fortgeschritten,
wird ein Katarrh auch mal akut,
selbst wenn die Zunge weiß belegt ist,
Kalium chlor. ist immer gut.«
(G. A. Ulmer)

Nr. 4 – Kalium chloratum ist ein Bestandteil fast aller Körperzellen und steht in Beziehung zum Blutfaserstoff Fibrin, der bei der Blutgerinnung eine Rolle spielt. Es ist das Mittel der »zweiten Entzündungsphase«, der Ausscheidungsphase, und gilt als wichtiges Entgiftungsmittel. Zur Beseitigung von Krankheitsherden werden Antikörper benötigt; sie gehören der körpereigenen Immunabwehr an und bestehen aus einer Verbindung von *Nr. 2* – Calcium phosphoricum mit anderen Atomen wie beispielsweise Wasserstoff. Antikörper sind Schutzstoffe, die sich im Körper mit schädlichen Antigenen verbinden und solche Giftstoffe neutralisieren. Durch die »Vermählung« wird das Giftmolekül in einen unschädlichen Stoff verwandelt. Der mit Hilfe von *Nr. 4* – Kalium chloratum gebildete Blutfaserstoff Fibrin hat dann die Aufgabe, die groben Schlacken der Gifte einzuschließen und dann auszuscheiden. Durch die höhere Schlackenbelastung wird das Blut dicker, und Fibrin wird als Trägerstoff zur »Mülldeponie«. Es bilden sich Fettansammlungen (Lipome) und dadurch Geschwülste. Dieses Mineral macht Giftstoffe im Blut durch Lösung im Wasser (Hydrolyse) unschädlich. Folglich können die Nieren und der Darm die Gifte besser ausscheiden. *Nr. 4* –

Kalium chloratum fördert zudem, ebenso wie *Nr. 2* – Calcium phosphoricum, die Neubildung der Muskelzellen.

WIRKUNG AUF SEELISCHER EBENE
Thema: *Prüfe, welche Störungen in der Umwelt durch dich verursacht werden.*

Patienten mit hohem Mangel an *Nr. 4* – Kalium chloratum haben sich vermeintliche Schutzmechanismen aufgebaut, die jedoch nicht als solche funktionieren. Sie behindern den Lebensfluss – das Leben schleppt sich zäh dahin. So stehen Aussagen wie »Ich habe die Nase voll«, »Das will ich nicht hören« oder »Es raubt mir den Atem« bei einem Mangel im Vordergrund. Der Grund für solche Gefühle wird in der Außenwelt gesucht. Entweder sind die Eltern, die Lehrer, die Kollegen, die Vorgesetzten daran schuld, und findet sich niemand, so ist der Durchzug, der Wetterwechsel oder das Mobiliar für die persönlichen Unannehmlichkeiten verantwortlich. Die Lösung der Schwierigkeiten wird in äußeren Umständen gesucht, da ja auch die Ursache dafür dort gesehen wird. Es wird erwartet, dass sich die Umwelt ändert, damit die eigene Nase frei wird. Doch dieser Ansatz führt zu keiner Situationsverbesserung. Die Aufgabe besteht vielmehr darin, alte Gedankenmuster loszulassen – und nicht darin, andere für die Vergangenheit verantwortlich zu machen. Es erscheint häufig einfacher, Änderungen von den Mitmenschen zu erwarten, als sich selbst zu verändern. Menschen mit einem Mangel an *Nr. 4* – Kalium chloratum sind gute Berater. Sie sehen oder spüren genau, was den anderen fehlt, nur bei sich selbst schauen sie nicht hin. Gerät man bei Kalium-chloratum-Mangel zu sehr unter Druck, kann Durchfall entstehen. Es wird alles losgelassen – allerdings in einer aufzehrenden Art, was durch den Wasserverlust deutlich wird. Damit jedoch die Problematik nicht »verloren« geht, schwillt oft eine Drüse an: Das Organ ist aufgeblasen, hält fest. Ein Anschwellen der Schilddrüse kann für Misstrauen bzw. ein Festhalten am Misstrauen stehen. Man kann davon ausgehen, dass das Organ des Körpers, das auf den Kalium-chloratum-Mangel reagiert, entsprechend der Organsprache einen Hinweis auf die zugrunde liegende Problematik gibt (z. B. Henry Tietzes Buch *Entschlüsselte Organsprache*).

PSYCHISCHE MERKMALE
Die psychischen Merkmale bei Kalium-chloratum-Mangel lassen sich am besten mit Hypochondrie (»Der eingebildete Kranke«) bezeichnen. Betroffene Personen neigen darüber hinaus zu Gleichgültigkeit und Trägheit.

MERIDIANZUORDNUNG
Das Salz *Nr. 4* – Kalium chloratum gleicht den Milz-Pankreas-Meridian aus. Dieser Meridian steht für Angst vor der Zukunft bzw. – auf der positiven Seite – für das Vertrauen in sie. Es geht um Fragen wie: »Wovon bezahle ich die nächste Miete« oder »Bin ich im Alter ausreichend versorgt?« Die Alltagssorgen scheinen den Milz-Pankreas-Meridian zu beeinflussen. Ein sicherer Hinweis auf eine Schwächung dieses Meridians ist eine Neigung zur Unterzuckerung mit den Symptomen: plötzlicher Heißhunger, Unkonzentriertheit, Schweißausbrüche, Zittern und Schwäche. Geht das soziale Sicherheitsnetz, das sich aus einem funktionierenden Familiengefüge ergibt, in die Brüche, so wirkt sich das direkt auf die Energie des Milz-Pankreas-Meridians aus.

AFFIRMATIONEN
Ich vertraue auf die Zukunft.
Ich vertraue auf sichere Führung.
Ich fühle mich sicher.
Meine positive Zukunft ist sicher.

ANTLITZDIAGNOSE

Patienten mit ausgeprägtem Kaliumchloratum-Mangel haben magermilchfarbene Haut. Sie erscheint bläulich weiß (wie abgestorbene Gliedmaßen) oder milchig weiß und rötlich. Diese Tönung beginnt zunächst unter den Augenlidern, dann um den Mund, ist aber auch später an den Armen zu finden. Die Patienten klagen häufig über geschwollene Drüsen. Der Unterschied zur weißen Färbung bei Calcium-phosphoricum-Mangel besteht darin, wo genau im Gesicht die Tönung zu sehen ist, und in der leichten Wachsfarbe bei Calcium-phosphoricum-Mangel.

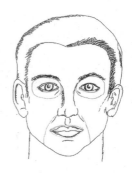

ZUNGENDIAGNOSE

Der Belag der Zunge bei Kalium-chloratum-Mangel erscheint milchig weiß bis weißgrau und ist vor allem an der Zungenwurzel zu finden. Der Belag ist nicht schleimig. Man kann bei ausgeprägtem Mangel fadenziehenden Speichel wahrnehmen. Der Patient hat oft einen trockenen Mund, und es erscheint ihm, als würde er zu wenig Speichel produzieren.

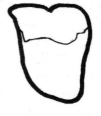

ABSONDERUNGEN

Die meist flüssigen Absonderungen der Körperöffnungen bei einem Mangel an *Nr.* 4 – Kalium chloratum erscheinen milchig weiß bis hellgrau fadenziehend. Schnupfen im Übergang vom Fließschnupfen zum weißlichen Nasenausfluss zeigt beispielsweise die klassische Farbe dieser Absonderung. Trocknen die Absonderungen ein, entstehen mehlartige Schuppen. Bei einer Ablagerung unter der Haut kommt es zu Grützbeutel, Grießkörnchen, Gersten- oder Hagelkorn. Auch die Xanthelome, die meist um das Auge herum zu finden sind, gehören zu den Zeichen des Mangels.

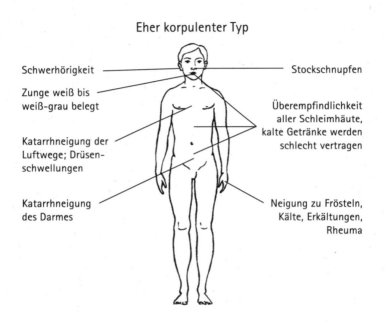

DER KALIUM-CHLORATUM-TYP
Ein Mensch dieses Typs hat helle Haare, bleiche Arme und neigt zur Dickleibigkeit. Außerdem ist er anfällig für folgende Erscheinungs- und Krankheitsbilder:

Augen	Lidrandentzündungen, morgens verklebt; Knötchen an den Lidrändern; Binde- und Hornhautentzündungen
Ohren	Schwerhörigkeit durch Zuschwellen der eustachischen Röhre (Ohrtrompete)
Haut	chronische, nässende Ekzeme; Bläschen-

	ausschläge wie bei Masern und Windpocken oder bei Verbrennungen und Verbrühungen im »zweiten Entzündungsstadium«
Atemwege	Überempfindlichkeit aller Schleimhäute, Erkältungen, Stockschnupfen, Husten mit Rasselgeräuschen, Rippenfellentzündungen, Schleimansammlungen im oberen Atembereich; Hals- und Mandelbeschwerden mit starken Schmerzen beim Schlucken; asthmatische Beschwerden, die sich durch Abhusten bessern
Herz und Kreislauf	Lymphknotenschwellungen am Hals, unter den Achseln und in der Leistengegend
Harnwege	chronische Nieren- und Blasenentzündungen
Verdauungstrakt	dicke und weiß-grau belegte Zunge; rissige Lippen oder Mundwinkel; Heißhunger (der sich durch das Trinken von Wasser bessert); Übelkeit und Brechreiz nach Fettgenuss; Magen- und Darmkatarrhe, Hämorrhoiden
Nervliche Verfassung	Kopfschmerzen, beginnend im Nacken und sich verschlimmernd in Bewegung; Halswirbelsäulen-Syndrom; anfallartige Krämpfe. Dieser Typ friert leicht, fühlt sich schlapp und verträgt keine kalten Getränke

ANWENDUNG DES MINERALSALZES
Dieses Biomineral wird eingesetzt

* in der »zweiten Entzündungsphase«, drei bis vier Tage nach dem Auftreten der ersten Symptome; bei akuten entzündlichen Prozessen: Mandel-, Lungen-, Rippenfell-, Mittelohr-, Augen-, Gelenk-, Drüsen-, Sehnenscheidenentzündung; bei Masern, Keuchhusten, Scharlach; Schnupfen,

Heiserkeit, Schwellungen der Gelenke und schwer lösenden schleimigen Absonderungen,

- zur Reinigung des Blutes, auch bei dickem schwarzen Blut,
- bei akuten und chronischen Vergiftungen (bei metallischen Vergiftungen *Nr. 8* – Natrium chloratum),
- zur Ausleitung von Narkosegiften,
- bei Verdauungs- und Darmbeschwerden, wenn gewürzte und fette Kost nicht mehr vertragen wird. Dazu sind zusätzlich die Salze *Nr. 9* – Natrium phosphoricum und *Nr. 10* – Natrium sulfuricum einzunehmen,
- als Entgiftungsmittel (es unterstützt die Ausscheidungsfähigkeit der Drüsen).

ANWENDUNG DER SALBE
Nr. 4 – Kalium-chloratum-Salbe wird eingesetzt bei

- allen Hautveränderungen mit bläulich weißer Farbe (»leichenblass«),
- Verletzungen im zweiten Entzündungsstadium,
- Verletzungen mit nachfolgender Schwellung,
- trockenen Ausschlägen wie beispielsweise Kopfschuppen und Schuppenflechte *(Psoriasis)*,
- Warzen oder Hühneraugen,
- herpesartigen Ausschlägen mit entzündeten Bläschen,
- dicken Gefäßen (durch Blutverdickung), die durch die Haut schimmern, oder Krampfadern,
- Psoriasis,
- Schleimbeutelentzündung.

MANGELBEGÜNSTIGENDE FAKTOREN
Der regelmäßige Genuss von Milchprodukten und Alkohol zehrt *Nr. 4* – Kalium chloratum auf. Zu den »stillen Verbrauchern« zählt u. a. der Elektrosmog, der durch die zunehmende elektromagnetische Strahlung in der Umwelt verursacht wird.

MONDPHASE
Empfohlene Mondphase: abnehmender Mond

HOMÖOPATHISCHE VERGLEICHSMITTEL
Carbo vegetabilis, Bryonia, Sulfur, Hydrastis

Nr. 5 – Kalium phosphoricum

Stärkt die Nerven, wirkt antiseptisch

»Bedenke stets bei hohem Fieber
dass Kalium phos. du nicht vergisst,
doch überdies es ausgezeichnet
bestimmt für deine Nerven ist.«
(G. A. Ulmer)

Nr. 5 – Kalium phosphoricum ist in den Zellen des Gehirns und der Nerven, in den Muskelzellen, in den Blutkörperchen und in der Gewebsflüssigkeit zu finden. Es bewirkt eine Erhöhung der Abwehrkraft des Körpers gegen Krankheiten, trägt zum Erhalt der Arbeitsfähigkeit bei und bildet zusammen mit Fettsäuren und Eiweiß das Lecithin. Gemeinsam mit *Nr. 8* – Natrium chloratum ist Lecithin u. a. für alle Funktionen des Gehirns verantwortlich. Ein Mangel an *Nr. 5* – Kalium phosphoricum setzt die körperlichen, geistigen und seelischen Fähigkeiten herab. Ein Hinweis auf einen solchen Mangel kann beispielsweise ein Wechsel von Appetitlosigkeit zu Heißhunger ohne erkennbare Ursache sein. *Nr. 5* – Kalium phosphoricum

- wirkt entgiftend, anregend und belebend,
- wirkt antiseptisch bei Entzündungen im dritten Entzündungsstadium,
- ist in Ergänzung mit *Nr. 8* – Natrium chloratum ein Blut bildendes Mittel,
- regt die Muskeltätigkeit an,
- verhütet Fäulnis und Gewebszerfall.

WIRKUNG AUF SEELISCHER EBENE

Thema: *Erkenne die Auswirkungen deiner Gedanken. Behalte die Kontrolle über deine Gedanken.*

Nr. 5 – Kalium phosphoricum bildet den Betriebsstoff für unser Gehirn, sorgt für Licht und Freude und fördert gute Gedanken. Gedanken formen nicht nur den Geist, sondern auch den Körper. Wenn man sich den ganzen Tag über gute Gedanken macht, werden alle Zellen, die an diesem Tag gebildet werden, mit positiver Energie ausgestattet. Eine Zelle lebt durchschnittlich sieben Jahre im Körper. Entsteht eine Zelle in guten Gedanken, so wirkt sich das also über einen langen Zeitraum aus. Sorgenvolle Gedanken abzustellen ist nicht einfach. Doch kann man, ähnlich wie bei der Wahl eines Radiosenders, bewusst entscheiden, welche Gedanken im Vordergrund stehen sollen.

Menschen mit Kalium-phosphoricum-Mangel lassen oft ungefiltert alle Gedanken aus der Umgebung in sich eindringen. Sie erkennen nicht, welche Verantwortung sie selbst für ihre Gedanken haben. Ihre Aufgabe besteht darin, Einflüssen auf gedanklicher Ebene gegenüber aufmerksam zu sein. Die Veränderung der Wahrnehmung bedarf der Kraft der Liebe.

Patienten mit hohem Mangel an *Nr. 5* – Kalium phosphoricum empfinden sich als energiearm – ihre Batterie ist leer. Sie sind überfordert, weil sie weiterhin versuchen, die alten Probleme nicht an die Oberfläche kommen zu lassen bzw. wahrzunehmen. Manche Problemstellungen sind schon so alt, dass sie zu stinken beginnen (Fäulnis).

PSYCHISCHE MERKMALE

Platzangst, Nervosität und/oder Gedächtnisschwäche können Zeichen eines Kalium-phosphoricum-Mangels sein. Andere Anzeichen sind Stimmungsschwankungen, Melancholie oder Hypochondrie.

MERIDIANZUORDNUNG

Nr. 5 – Kalium phosphoricum ist dem Dünndarmmeridian zugeordnet – ein Meridian der Freude. Ist er energetisch aus dem Gleichgewicht geraten, schlägt die Freude in Kummer, Leid und Traurigkeit um. Der Betroffene wirkt niedergeschlagen und traurig. Spricht man ihn darauf an, beginnt er oft sofort zu weinen. Er ist dann allerdings erleichtert, dass jemand die Ventile geöffnet hat, da er selbst dazu meist nicht in der Lage ist. Über die Zufuhr von *Nr. 5* – Kalium phosphoricum hinaus hilft es diesen Menschen, an Freude zu denken und sich durch positive Affirmationen in einen anderen Zustand zu bringen.

AFFIRMATIONEN
Ich bin voller Freude.
Ich hüpfe vor Freude.

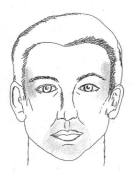

ANTLITZDIAGNOSE

Ein Mangel an *Nr. 5* – Kalium phosphoricum zeigt sich im Gesicht als aschgraue Farbe. Die Färbung beginnt um den Mund, tritt jedoch auch im Bereich um die Augen besonders deutlich hervor. Die Gesichter wirken müde, apathisch und ungewaschen. Es besteht ein ausgeprägter Wunsch nach Ruhe. Jede Anstrengung scheint zu viel. Bei Herzschwäche zeigt sich die Färbung vor allem an den Mundwinkeln. Ein ausgeprägter Mangel macht sich auch durch eingefallene Schläfen bemerkbar, insbesondere bei langem Siechtum und beginnendem Sterben.

ZUNGENDIAGNOSE

Die Zunge ist dunkelgelb belegt sowie trocken. Sie sieht aus wie mit flüssigem Senf bestrichen. Der Belag erscheint als so genannte »Landkartenzunge«. Begleitet wird er von üblem Mundgeruch, der Geschmack ist faulig.

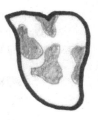

ABSONDERUNGEN

Die Absonderungen der Körperöffnungen haben einen ätzend scharfen Geruch. Sie können Blut enthalten und erinnern an faulendes Aas; sie können gelb, senffarben oder braun erscheinen.

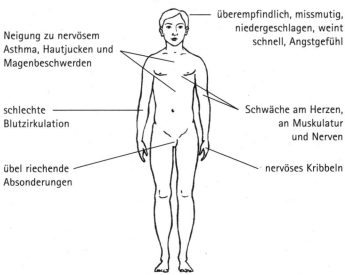

Meist schlanker Typ mit schwachen Nerven

- überempfindlich, missmutig, niedergeschlagen, weint schnell, Angstgefühl
- Neigung zu nervösem Asthma, Hautjucken und Magenbeschwerden
- schlechte Blutzirkulation
- Schwäche am Herzen, an Muskulatur und Nerven
- übel riechende Absonderungen
- nervöses Kribbeln

DER KALIUM-PHOSPHORICUM-TYP

Ein Mensch dieses Typs hat schwache Nerven, ist meist schlank. Er ist außerdem anfällig für folgende Erscheinungs- und Krankheitsbilder:

Augen	nervöse Sehstörungen und -schwäche, nervöse Zuckungen der Augenlider bis hin zu Augenlidlähmungen
Haut	trockene Hautausschläge, Wundsein (bei kleinen Kindern), kreisrunden Haarausfall
Muskulatur	allgemeine Muskelschwäche, Kreuzschmerzen mit Lähmungsgefühl, Gesichtsmuskel- und Augenlähmung, Muskelkrämpfe verschiedenster Art; Wehenschwäche, Schließmuskelschwäche; Magersucht; Regelbeschwerden, Zwischenblutungen
Herz und Kreislauf	Herzklopfen (das Herz schlägt bis zum Hals) und Herzrasen; Arterienverkalkung mit Gefahr des Schlaganfalls; grippale Infekte, Fieber über 38,5 °C; Nasenbluten und Krampfadergeschwüre
Verdauungstrakt	fieberhafte Mund- und Rachenerkrankungen, Zahnfleischentzündungen, Mundgeruch; Magen- und Zwölffingerdarmbeschwerden, fieberhafte Durchfälle, Völlegefühl, Blähungen; Hungergefühl kurze Zeit nach dem Essen
Nervliche Verfassung	nervöse Schlaflosigkeit nach vorheriger Überanstrengung, nächtliches Aufschrecken; Weinerlichkeit mit Wunsch nach Trost, Verzagtheit, Verstimmungszustände, die bis hin zu Depressionen reichen können; Mürrisch- und Gereiztsein gleichzeitig; Hysterie und Hypochondrie, innere Unruhe,

Gedächtnisschwäche, nervöse Störungen nach Alkoholgenuss, nervöse Magen- und Darmbeschwerden

ANWENDUNG DES MINERALSALZES

Dieses Nährsalz hilft bei schwachen Nerven, Schlaflosigkeit, Erregungs- und Erschöpfungszuständen des Körpers und des Geistes, bei Gedächtnisschwäche, Platzangst, Herzschwäche, Muskelschwäche mit Lähmungsgefühl. Weil es anregend wirkt, ist es vor 17 Uhr einzunehmen. Bei unruhigen Kindern ist statt *Nr. 5* – Kalium phosphoricum eher *Nr. 2* – Calcium phosphoricum zu empfehlen. Ein solcher Mangel kann ebenfalls Gemütsverstimmungen, Ängstlichkeit und Schreckhaftigkeit hervorrufen. Ferner wird *Nr. 5* – Kalium phosphoricum angewendet bei

- Erkrankungen mit Fieber über 38,5 °C (hier liegt stets ein Gewebszerfall vor. Eine Gabe *Nr. 5* – Kalium phosphoricum, alle 5 Minuten im Wechsel mit *Nr. 3* – Ferrum phosphoricum verabreicht, lässt das Fieber innerhalb von kurzer Zeit sinken. Danach muss die Einnahme von *Nr. 5* – Kalium phosphoricum im Wechsel mit *Nr. 8* – Natrium chloratum fortgesetzt werden),
- Gewebszerfall; infizierten Wunden, Mundfäule, Parodontose, Blutvergiftung oder nach Fäulnis riechendem Atem,
- allen Störungen der Willenskraft (je länger und schwerer eine solche Störung bereits andauert, desto länger ist die Einnahme nötig),
- Strahlenschäden (Röntgen-, radioaktiven Strahlen),
- Fäulnisprozessen im Körper,
- niedergeschlagener Stimmung, verbunden mit Ängstlichkeit, Gedächtnisschwäche und Traurigkeit,
- Platzangst, Argwohn, Weinerlichkeit, Unlust zu geistiger Tätigkeit,

- akuten und chronischen Erschöpfungszuständen,
- viel zu niedrigem Blutdruck (Hypotonie),
- allen nervösen Störungen (nervösen Herzstörungen, Herz-schwäche, Herzrhythmusstörungen, Sehstörungen und Ohrenschmerzen).

Bei all diesen Zuständen unbedingt im Wechsel mit *Nr. 8* – Natrium chloratum geben!

ANWENDUNG DER SALBE
Nr. 5 – Kalium-phosphoricum-Salbe wird eingesetzt bei

- faulenden Wunden mit grauem Sekret durch Gewebszer-fall,
- schlecht heilenden, offenen Wunden (Blutzucker überprü-fen lassen!),
- nesselsuchtartigen Hautausschlägen,
- Haarausfall,
- abgestorbenen Stellen am Bein (Gangrän),
- allgemein schlecht heilenden Wunden mit gelblichen Ab-sonderungen,
- Muskelschwäche für eine leichte Massage bei Nerven-schmerzen.

Und ergänzend zur ärztlich verordneten Therapie bei

- beginnendem Gasbrand,
- Diphtherie,
- Polio.

MANGELBEGÜNSTIGENDE FAKTOREN
Ist man in den eigenen Gedanken festgefahren, so zieht das einen Kalium-phosphoricum-Mangel nach sich, da jeder Ge-danke bzw. das Festhalten daran dieses Mineral verbraucht.

MONDPHASE
Empfohlene Mondphase: zunehmender Mond

HOMÖOPATHISCHE VERGLEICHSMITTEL
Arnica, Gelsemium, Lycopodium, Phosphorus

Nr. 6 – Kalium sulfuricum

Fördert den Stoffwechsel; hilft bei chronischen Erkrankungen, Mittel für das »dritte Entzündungsstadium«

»Bei chronischen Entzündungsherden
hat Kalium sulf. sich sehr bewährt,
wenn es mit Kalium phos. genommen,
sich seine Wirkung noch vermehrt.«
(G. A. Ulmer)

Nr. 6 – Kalium sulfuricum befindet sich in Haut und Schleimhaut, meist zusammen mit Eisen. Es ist sozusagen zuständig für das Großreinemachen im Körper. Dieses Salz beschleunigt den Stoffwechsel und fördert die Abschuppung nach hitzigen Krankheiten (Masern, Scharlach, Gürtelrose usw.) durch die Bildung neuer Oberhautzellen. Ohne es findet keine Entgiftung statt. Was *Nr. 3* – Ferrum phosphoricum in der »ersten Entzündungsphase« und *Nr. 4* – Kalium chloratum in der »zweiten Entzündungsphase« bewirken, vermag *Nr. 6* – Kalium sulfuricum in der »dritten Entzündungsphase« in Gang zu setzen. *Nr. 6* – Kalium sulfuricum

- ist neben Eisen am Sauerstofftransport beteiligt,
- hilft der Leber entscheidend bei der Entgiftung,
- fördert die Neubildung der Muskelzellen, wenn es im Wechsel mit *Nr. 4 – Kalium chloratum* gegeben wird,
- festigt die Wirkung der anderen Mineralsalze.

WIRKUNG AUF SEELISCHER EBENE
Thema: *Verzeihe und lass los, um Neuem Platz zu machen. Lebe in der Gegenwart.*

Patienten mit hohem Mangel an *Nr. 6* – Kalium sulfuricum fühlen sich ausgebrannt und überfordert. Sie haben zur Zeit des Mangels keinen klaren Überblick – alles ist zu viel geworden. Das Festhalten an den alten Problemen kostet viel Kraft. Diese Menschen haben den Wunsch, versorgt zu werden, lassen dabei jedoch nichts an sich heran und geben auch nichts ab.

Alte Problematiken resultieren häufig aus Kindheitserlebnissen: Unglückliche Erfahrungen verursachen meist seelische Schmerzen und werden daher gern verdrängt. Die Schuld wird bei einem Kalium-sulfuricum-Mangel bei den anderen gesucht, doch im Gegensatz zur seelischen Wirkung bei fehlendem *Nr. 4* – Kalium chloratum liegen die Konflikte hier sehr lange zurück. Solange aber davon ausgegangen wird, dass der erste Schritt zur Klärung vom »Schuldigen« getan werden muss, ist eine Aufarbeitung der Thematik nicht möglich. Hilfreich ist es hier, sich die Situation noch einmal wie auf einer Leinwand aus der Distanz anzusehen und so neutral wie möglich zu erleben. Die eigenen Anteile bei der Entstehung der Situation sind dann deutlicher zu erkennen, und es lässt sich leichter eine konstruktive Lösung finden.

Erwachsene haben größere Schwierigkeiten, die Erkenntnis, die sie während einer Krankheit gewonnen haben, in die Tat umzusetzen. Sie erholen sich oft langsamer von Erkrankungen – das äußert sich beispielsweise in schweren Beinen und Armen. Jeder Schritt ist nur mit Mühe zu tun. Das Rezept für eine gute Versorgung mit *Nr. 6* – Kalium sulfuricum lautet: »Lebe leicht, lass die Verletzungen der Vergangenheit los und behalte das Erfreuliche.« Wenn Sie sich jeden Abend fragen: »Was ist mir heute über die Leber gelaufen? Was hat mich innerlich bewegt?«, ist es Zeit: Erkennen Sie Ihren Anteil, und lassen Sie ihn wie eine Wolke am Himmel vorbeiziehen. So kann Altes verarbeitet werden, und es entsteht Raum für neue Erfahrungen.

PSYCHISCHE MERKMALE

Der Mangel an *Nr. 6* – Kalium sulfuricum zeigt sich auf der psychischen Ebene durch mangelndes Selbstvertrauen, eine ängstliche Stimmung, langsames Denken oder passives Verhalten. Alle Merkmale können mit Traurigkeit einhergehen.

MERIDIANZUORDNUNG

Nr. 6 – Kalium sulfuricum ist nach der chinesischen Medizin dem Lebermeridian und damit dem Glücklichsein zugeordnet. Ein Mangel steht für eine Schwäche des Lebermeridians und damit für das Unglücklichsein. Menschen, die traurig aussehen, werden im Volksmund gefragt: »Was ist dir über die Leber gelaufen?« Glück bedeutet für jeden etwas anderes: dass Vorhaben gelingen, reichlich Geld zur Verfügung steht oder man anderswie vom Schicksal begünstigt wird. Man ist geneigt, äußere Umstände in die Wertung mit einzubeziehen. Doch nicht umsonst heißt es: »Jeder ist seines eigenen Glückes Schmied.« *Nr. 6* – Kalium sulfuricum unterstützt den Lebermeridian und trägt so dazu bei, dass man sein Glück wieder selbst in die Hand nimmt und Verantwortung für das Ergebnis seiner Entscheidungen übernimmt.

AFFIRMATIONEN

Ich gehe mit Freude meinen Weg.
Ich lebe die Gegenwart mit meinem ganzen Sein.
Ich trage mit Leichtigkeit die Verantwortung
    für mein Leben.

ANTLITZDIAGNOSE

Bei Patienten mit einem Mangel an *Nr. 6* – Kalium sulfuricum lassen sich Verfärbungen feststellen, die je nach Hauttyp zwischen Gelb und Braun liegen. Auch weisen Leberflecken und Sommersprossen auf einen Mangel dieses Salzes hin; hier hat sich die Verfärbung punktuell gesammelt. Da dieses

Biomineral mit der Leber und den Entgiftungsfunktionen in Verbindung steht, spielt es eine Rolle im Bilirubinkreislauf (Bilirubin ist ein Gallenfarbstoff, der beim Abbau von Hämoglobin, rotem Blutfarbstoff, durch Oxidation entsteht). Die Konzentration von Bilirubin muss, um in der Schulmedizin als erhöht zu gelten, *weit* über dem Normalwert liegen. Der menschliche Körper reagiert allerdings bereits sensibel auf ein Ungleichgewicht, sodass antlitzdiagnostisch ein Mangel viel eher sichtbar ist, als er über eine Labordiagnostik feststellbar wäre.

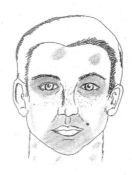

ZUNGENDIAGNOSE

Der Mangel an *Nr. 6* – Kalium sulfuricum zeigt sich auf der Zunge durch gelblich braunen bis ockerfarbenen Belag, der schleimig wirkt, bei roter Zungenspitze und Zungenrändern. Der Belag ist vor allem am Zungenansatz zu finden und hat einen schalen, schwefligen Geschmack. Es kann zu einem Verlust des Geschmackssinns kommen.

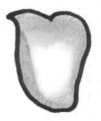

ABSONDERUNGEN

Die Absonderungen der Körperöffnungen bei einem Mangel an *Nr. 6* – Kalium sulfuricum erscheinen gelblich, schleimig, bis gelblich eitrig. Es bildet sich häufig eine schuppige Oberhaut, wobei Juckreiz auftreten kann, der sich vor allem nachts oder bei Wärme verstärkt.

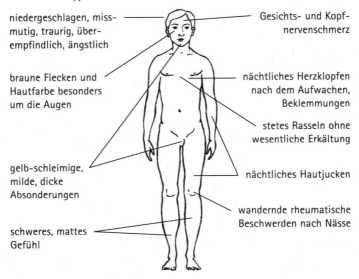

DER KALIUM-SULFURICUM-TYP

Ein Mensch dieses Typs hat Gelenkbeschwerden, sein Blut und sein Gewebe sind sauerstoffarm (er sieht deshalb grau aus!), er ist stoffwechsel- und nervenschwach. Außerdem ist er anfällig für folgende Erscheinungs- und Krankheitsbilder:

Augen	Bindehautentzündungen, Gelbfärbung der Augäpfel, verklebte Augenlider
Haut	nächtlicher Juckreiz (vor allen bei Kinderkrankheiten), Gürtelrose; Herpes-Bläschen zum Zeitpunkt der Abschuppung; gelblich braune Gesichtsfarbe
Knochen und Gelenke	schweres, mattes Gefühl in allen Gliedern; springende rheumatische Beschwerden, die

	bei Wärme und nach Durchnässung schlimmer werden; Krämpfe in den Unterschenkeln
Atemwege	eitriger Schnupfen mit hartnäckiger Nasennebenhöhlenentzündung, starkes Schleimrasseln (auch ohne Hustenanfälle), gelber schleimiger Auswurf; Atemnot mit Kurzatmigkeit, Räusperzwang
Herz und Kreislauf	nächtliches Herzklopfen, schnellen Puls; Erwachen zwischen 1 und 3 Uhr nachts; Schwindel
Verdauungstrakt	Zahn- u. Kieferschmerzen; Magenschmerzen mit Völlegefühl; Gallensteinbildung, Hämorrhoiden
Nervliche Verfassung	Verstimmungszustände mit Traurigkeit und Ängstlichkeit, Überempfindlichkeit und Ungeduld; Trigeminusneuralgie, Zwischenrippenfell-Neuralgien (schlimmer gegen Abend und durch Wärme, Besserung der Beschwerden an frischer Luft); Fallträume

ANWENDUNG DES MINERALSALZES
Dieses Lebenssalz hilft bei

- morgendlicher Müdigkeit und Zerschlagenheit (man hat den Eindruck, den Tag nicht erholt beginnen zu können),
- Müdigkeit, Mattigkeit, Traurigkeit, Schwindel, Kopf- und Gliederschmerzen, Herzklopfen,
- Müdigkeit nach dem Essen,
- allen chronischen Krankheiten,
- Krankheiten, die »nicht richtig herauskommen« wollen,
- Katarrhen mit gelben, schleimigen Absonderungen (Ohrfluss, Schnupfen usw.) und gelblichem Zungenbelag,
- hitzigen Krankheiten (Masern, Scharlach usw.),

- Nieren- und Leberentzündungen, Magen-Darm-Katarrhen,
- rheumatischen Gelenkbeschwerden,
- Unlust, Benommenheit; Druck- und Völlegefühl im Oberbauch; Verdauungsstörungen,
- Katzenjammer (Alkoholkater),
- starkem Verlangen nach kühler, sauerstoffreicher Luft,
- Hautausschlägen mit Schuppenbildung auf klebrigem Untergrund,
- Muskelkater.

ANWENDUNG DER SALBE
Nr. 6 – Kalium-sulfuricum-Salbe wird eingesetzt bei

- gelblich braunen Flecken (beispielsweise Altersflecken) oder zur schnelleren Abheilung von Wunden,
- Leberflecken, Muttermalen,
- knötchenartigem Ausschlag,
- eitrigem Bläschenausschlag,
- Psoriasis,
- Hautjucken,
- Lidrandentzündung,
- rheumaartigen Nacken-, Rücken- und Gliederschmerzen,
- wandernden rheumatischen Schmerzen,
- harter, trockener Haut mit Hautbrennen.

MANGELBEGÜNSTIGENDE FAKTOREN
Der häufige Genuss von Kaffee und Zigaretten fördert den Mangel an *Nr. 6* – Kalium sulfuricum.

MONDPHASE
Empfohlene Mondphase: abnehmender Mond

HOMÖOPATHISCHE VERGLEICHSMITTEL
Hepar sulfuris, Pulsatilla, Rhus toxicodendron, Hydrastis

Nr. 7 – Magnesium phosphoricum

Beruhigungs-, Schmerz- und Krampfmittel

»Bei Koliken bei Krampf und Schmerzen
Magnesium phos, man sicher wählt.
Doch wenn mit Kalium phos. zusammen,
es dann als Nervenmittel zählt.«
(G. A. Ulmer)

Nr. 7 – Magnesium phosphoricum hat den umfangreichsten Wirkungsbereich aller Mittel. Es ist an vielen enzymatischen Prozessen beteiligt. Es regt alle Zellen zu gleichmäßigen rhythmischen Bewegungen an und sorgt somit für die Erhaltung der Fähigkeit, verbrauchtes Zellmaterial abzustoßen. Es befindet sich in Muskeln und Blutkörperchen, im Gehirn und im Rückenmark sowie in Knochen und Zähnen. Dieses Biomineral steuert das vegetative Nervensystem und sorgt für die Ausgeglichenheit zwischen Anspannung und Entspannung der Nerven, wirkt also auf Sympathikus und Parasympathikus. Es regelt die Herztätigkeit, die Atmung, die Verdauung und den Blutdruck. Das Salz bindet Stickstoff und bereitet ihn somit zur Ausscheidung vor. Es steuert den Fettstoffwechsel, vermindert den Grundumsatz des Organismus und senkt den Cholesterinspiegel. *Nr. 7* – Magnesium phosphoricum

- ist ein wichtiges Mittel für das vegetative Nervensystem, also das vom bewussten Willen unabhängige Nervensystem,
- regelt die unbewusste Funktion der inneren Organe,
- ist Bestandteil der feinen Knochenhüllen (s. »*Nr. 1* – Calcium fluoratum«, S. 43),

- treibt flüssigen Stickstoff aus, der als Abfallprodukt des Stoffwechsels entsteht,
- ist ein gutes Drüsenmittel, etwa bei Fehlfunktionen der Schilddrüse,
- wirkt krampflösend, schmerzlindernd, stoffwechselfördernd und fördert die Ausscheidung,
- wirkt cholesterinsenkend und antiallergisch,
- ist besonders wichtig im Entwicklungsstadium von Kindern in Verbindung mit *Nr. 1* – Calcium fluoratum (beide Salze haben großen Einfluss auf die Festigkeit der äußeren Knochenhüllen, der Zähne und besonders des Zahnschmelzes).

WIRKUNG AUF SEELISCHER EBENE
Thema: *Lass los, anderen unbedingt zu gefallen. Gib deinen Seelenimpulsen genug Raum zur Entfaltung.*

Patienten mit hohem Magnesium-phosphoricum-Mangel stehen unter Druck. Sie sind aufs Äußerste gefordert und verkrampfen, da sie sich nicht sicher sind, ob sie der Herausforderung standhalten werden. Viel Stress im Alltagsgeschehen entsteht, wenn wir unbedingt unserer Rolle gerecht werden wollen. Ein sichtbares Zeichen dafür ist das Erröten: Schamgefühl und Verlegenheit treten hier nach außen. Der Mensch ist in diesem Moment nicht in der Lage, die inneren Emotionen umzusetzen. Er schaltet quasi die Ampel »auf Rot«. Jetzt wäre etwas Zeit vonnöten, um die Eindrücke zu verarbeiten. Hilfreich bei der Verwandlung der starken seelischen Impulse in Energie ist *Nr. 7* – Magnesium phosphoricum. Oft spielen auch Gefühle der Minderwertigkeit eine Rolle. Ein Betroffener mag sich viele Gedanken machen, wie er sich verhalten muss, damit er bei den Mitmenschen ankommt, und mag sich so an seiner Außenwelt orientieren. Treten Magnesium-phosphoricum-indizierte Schmerzanfälle auf, ist der Mensch gezwungen, nach innen zu sehen. Die Art der Schmerzen lässt oft nichts anderes mehr zu.

Die Funktion des vegetativen Nervensystems wird wesentlich über dieses Lebenssalz gesteuert. Bei einem Mangel ist die unwillkürliche Tätigkeit der Organe gestört, doch eine Zufuhr ermöglicht den Ausgleich der Seelenkräfte über das Vegetativum. Da der Körper der Seele folgt, wirken sich Gemütszustände wie Fröhlichkeit, Apathie, Wut und Freude auch in organischen Funktionen aus. *Nr. 7* – Magnesium phosphoricum ist das geeignete Mineral, um die Kluft zwischen Körper und Geist wieder zu schließen.

PSYCHISCHE MERKMALE

Die psychischen Auswirkungen eines Mangels an *Nr. 7* – Magnesium phosphoricum können Verdrießlichkeit, Eigensinnigkeit und Stimmungsschwankungen sein. Auch Lebensangst, Furcht und Neurosen werden zu den Auswirkungen dieses Mineralmangels gezählt.

MERIDIANZUORDNUNG

Nr. 7 – Magnesium phosphoricum wird dem Blasenmeridian zugeordnet, der in der chinesischen Medizin für die Emotionen Friede und Harmonie bzw. – in seiner unausgeglichenen Form – für Ruhelosigkeit, Ungeduld und Frustration steht. Diese Zuordnung erfolgt nicht zufällig. Sicher weiß jeder, dass Menschen, die etwa vor Prüfungen angespannt sind, immer wieder zur Toilette gehen und unruhig hin- und herlaufen. Betrachten wir nun die positive Seite: Harmonie. *Harmonie* bedeutet hier: ein ausgewogenes Verhältnis der Empfindungen. Wenn zwischen Innen und Außen ein ausgewogenes Verhältnis oder ein Einvernehmen herrscht, sprechen wir von »Harmonie«. Musikalisch betrachtet, ist die Harmonie die Auflösung der Dissonanz. Diese Definition gilt für die Seele ebenfalls; will man Einklang erlangen, so ist Ruhe nötig.

AFFIRMATIONEN
Ich bin friedvoll und ausgeglichen.
Ich lebe im Gleichgewicht.
Alle Unannehmlichkeiten und Konflikte in meinem
  Inneren sind geklärt.

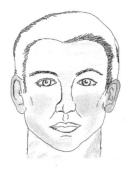

ANTLITZDIAGNOSE
Ein Mangel an *Nr. 7* – Magnesium phosphoricum zeigt sich durch eine zarte aufsteigende Röte, besonders vom Hals bis zu den Ohren. Diese Röte tritt bei Freude, Trauer, innerer Unruhe und einer gewissen Labilität des vegetativen Nervensystems verstärkt auf. Dazu ist auch ein Erröten in schwierigen Situationen zu zählen; es zeigt einen kurzfristigen Magnesiumbedarf an. Die so genannte »Magnesiumröte« kennt man auch als Hitzewallung im Klimakterium. Die Haut ist dunkelrot und nicht erhitzt, auch wenn es so empfunden wird. Dieses antlitzdiagnostische Zeichen ist leicht zu erkennen. Eine Pupillenerweiterung ist ebenfalls ein Indiz für Magnesiummangel.

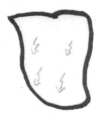

ZUNGENDIAGNOSE
Bei einem Mangel an *Nr. 7* – Magnesium phosphoricum hat man eine empfindliche Zungenoberfläche. Der Belag erscheint gelblich glänzend, ist jedoch trocken dabei und man hat besonders morgens einen süßlichen, schlechten Geschmack im Mund.

ABSONDERUNGEN
Ein Magnesium-phosphoricum-Mangel ist nicht durch spezielle Absonderungen der Körperöffnungen gekennzeichnet.

Übernervöser, schmerzempfindlicher Typ

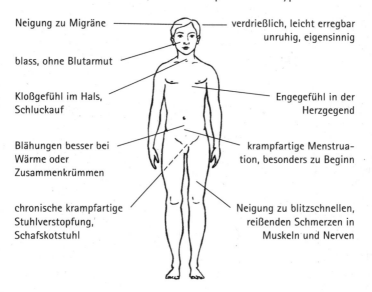

- Neigung zu Migräne
- blass, ohne Blutarmut
- Kloßgefühl im Hals, Schluckauf
- Blähungen besser bei Wärme oder Zusammenkrümmen
- chronische krampfartige Stuhlverstopfung, Schafskotstuhl
- verdrießlich, leicht erregbar unruhig, eigensinnig
- Engegefühl in der Herzgegend
- krampfartige Menstruation, besonders zu Beginn
- Neigung zu blitzschnellen, reißenden Schmerzen in Muskeln und Nerven

DER MAGNESIUM-PHOSPHORICUM-TYP

Ein Mensch dieses Typs ist verkrampft, rasch erregbar, schnell verlegen und schmerzempfindlich. Außerdem ist er anfällig für folgende Erscheinungs- und Krankheitsbilder:

Augen	Funkensehen, stechende Augenschmerzen (nervös bedingt); erhöhten Augendruck (nach Gehirnerschütterung)
Haut	Jucken der Haut, das sich bei Wärme verschlimmert; Schuppenflechte *(Psoriasis)*; trockene Ekzeme
Knochen und Gelenke	chronische Gelenkbeschwerden, Rheumatismus (warme Anwendungen bessern die Beschwerden)

Atemwege	Krampfhusten, Krampfasthma, Zwerchfellkrampf (Schluckauf)
Herz und Kreislauf	nervöses Herzklopfen, ausstrahlende Brustschmerzen, Angina-pectoris-Anfälle, Adernverkalkung
Geschlechtsorgane	krampfartige Menstruationsschmerzen
Harnwege	Harnstau durch Krampf des Harnschließmuskels
Verdauungstrakt	Gallen- und Nierenkoliken, Magen-Darm-Krämpfe, hartnäckige Verstopfung
Nervliche Verfassung	blitzartig einschießende, bohrende Schmerzen; Krämpfe aller Art; Neuralgien, Schmerzen, die nachts schlimmer werden (auch Zahnschmerzen); Schmerzen aller Art ohne Fieber; nervöse Schlaflosigkeit, vegetative Dystonie; Beschwerden, die bei Kälte und leichten Berührungen zunehmen

ANWENDUNG DES MINERALSALZES

Das Fehlen von *Nr. 7* – Magnesium phosphoricum hat Krämpfe aller Art zur Folge, wie Herz-, Blasen-, Magen- oder Wadenkrämpfe, und zieht blitzartig einschießende, wechselnde und wandernde Schmerzen nach sich. Sie treten mit plötzlichen Pausen auf und lassen sich durch festen Druck oder Wärme mildern sowie durch Ergänzen des fehlenden Minerals. Ferner wird *Nr. 7* – Magnesium phosphoricum gegeben bei

- krampfartigen Kopfschmerzen,
- Überempfindlichkeit durch gereizte Nerven,
- innerer Unruhe,
- Störungen der Tätigkeit der Organe, die vom vegetativen Nervensystem gesteuert werden (wie Darm, Drüsen, Herz),

- Drüsenerkrankungen, etwa der Leber, der Bauchspeicheldrüse oder Lymph- und Schilddrüse. Je nach Krankheit ist hier ein weiteres Mittel zusätzlich zu verabreichen, wie etwa *Nr. 1* – Calcium fluoratum, *Nr. 4* – Kalium chloratum, *Nr. 9* – Natrium phosphoricum,
- Entzündungen der Knochenhaut und bei Knochenauswüchsen, die unter Umständen aussehen wie kleine Warzen,
- Heißhunger und Suchterkrankungen,
- allen Geschwulsterkrankungen,
- ständig kalten Gliedmaßen,
- Gicht, Rheuma, Gallen- oder Nierengries oder -steinen sowie deren Krämpfen oder Koliken. In akuten Fällen ist besonders die »heiße Sieben« angezeigt: 15 Pastillen *Nr. 7* – Magnesium phosphoricum werden in einem halben Glas kochendes Wasser aufgelöst und schluckweise, so heiß wie möglich, getrunken (kein Metall verwenden!).

ANWENDUNG DER SALBE
Nr. 7 – Magnesium-phosphoricum-Salbe hilft bei

- typischen »Magnesium-Rotfärbungen« der Haut,
- reißenden Schmerzen,
- Hautjucken (vor allem am After),
- Nervenschmerzen mit bohrendem oder stechendem Charakter,
- Verkrampfungen (zur Regulierung aller Drüsenfunktionen),
- Durchblutungsstörungen,
- Über- und Unterfunktion der Schilddrüse (zum Einreiben).

MANGELBEGÜNSTIGENDE FAKTOREN
Elektrosmog, Kaffee und Schokolade verstärken den Mangel an *Nr. 7* – Magnesium phosphoricum.

MONDPHASE
Empfohlene Mondphasen:
    abnehmender Mond zu Ausleitung
    zunehmender Mond zum Aufbau

HOMÖOPATHISCHE VERGLEICHSMITTEL
Belladonna, Camomilla, Gelsemium, Veratrum album, Zincum metallicum

Nr. 8 – Natrium chloratum

Zur Regulation des Wasser- und Salzhaushaltes

»Wer arm an Blut, wer Salz im Mund,
der nehme Natrium mur.,
bei Kribbeln, Taubheit, Frostgefühl
ist dies die beste Kur.«
(G. A. Ulmer)

Nr. 8 – Natrium chloratum kommt in allen Körperflüssigkeiten, vorwiegend in zirkulierenden Säften (Blut, Lymphe), und in den Geweben vor. Es reguliert die Wasseraufnahme der Zellen und zieht Wasser an. Die im Wasser gelösten Nährstoffe und Mineralsalze gelangen mit dem Wasser in die Zellen. Dieses Lebenssalz ist notwendig zur Bildung und zum Erhalt von Zellen und von Schleimstoff. *Nr. 8* – Natrium chloratum

* ist zusammen mit *Nr. 2* – Calcium phosphoricum zur Bildung neuer Zellen erforderlich,
* ist mit *Nr. 5* – Kalium phosphoricum an der Neubildung der roten Blutkörperchen beteiligt,
* steht in Beziehung zum Knorpelgewebe,
* ist nötig zur Ausscheidung von Fremdstoffen und metallischen Giften,
* unterstützt die Bildung von Salzsäure durch die Magenschleimhaut (Magensaft).

WIRKUNG AUF SEELISCHER EBENE
Thema: *Achte darauf, dass Geben und Nehmen in deinem Leben ausgeglichen sind.*

Die Wirkung von *Nr. 8* – Natrium chloratum auf die seelische Befindlichkeit ist am einfachsten mit einem Brunnen zu vergleichen, der weitergibt, was er bekommt. Ein Brunnen spendet Wasser, das ihm aus einer Quelle zufließt. Ist die Quelle nicht sauber, kann der Brunnen kein sauberes Wasser weitergeben. Ist der Brunnen selbst verschmutzt, kann ebenfalls kein sauberes Wasser entnommen werden. Mangelt es an diesem Mineralstoff, so zeigt das ein Ungleichgewicht zwischen Geben und Nehmen an. Man sollte immer wieder für sich klären: Warum habe ich Angst, zu kurz zu kommen? Wo überziehe ich mein Kräftepotenzial? Bin ich bereit, den Energien, mit denen ich arbeiten möchte, auch ein reines Gefäß zu bieten? Häufig ist ein hoher Natrium-chloratum-Mangel bei Suchtkranken (Alkohol, Nikotin usw.) zu beobachten. Solche Menschen fühlen sich überflüssig und hoffen, durch ihre Suchtmittel zu spüren, dass sie noch leben. Ihnen fehlt die Würze des Lebens.

PSYCHISCHE MERKMALE

Auch bei einem Natrium-chloratum-Mangel findet man unter den psychischen Merkmalen Traurigkeit, vermischt mit Weinerlichkeit (ohne Wunsch nach Trost) und Verzagtheit. Die Betroffenen klagen über eine auffallende Tagesmüdigkeit, einen Mangel an Lebensfreude und Durchsetzungsvermögen. Probleme werden schlecht verarbeitet, und es besteht eine Neigung zu Albträumen, Hysterie oder Hypochondrie.

MERIDIANZUORDNUNG

Das Mineral *Nr. 8* – Natrium chloratum ist dem Dickdarmmeridian zugeordnet. Dieser Meridian steht für Selbstwert und Schuldgefühle. Meist besteht eine direkte Beziehung zwischen dem Dickdarmmeridian und dem – ebenfalls der chinesischen Medizin geläufigen – Dreifacherwärmer, welcher mit der Schilddrüse in Verbindung gebracht wird. Depressionen und Schuldgefühle entstehen häufig aus kindlichem Zorn oder Hass auf die bzw. Neid gegenüber der Mutter. Patienten mit dauerhaften Schuldgefühlen leiden häufig an Darmbeschwerden aufgrund von entzündlichen Veränderungen oder Geschwüren. Sie empfinden sich innerlich als schmutzig. Als Erstes sollte der Betroffene sein Selbstwertempfinden nähren und von den Schuldgefühlen ablassen. *Schuld* bedeutet im ursprünglichen Sinne auch die »Verpflichtung zu einer Dienstleistung«. Im religiösen Sinne wird es als »Bewusstseinsbelastung infolge eines Vergehens oder einer Sünde« empfunden. Hält man sich nun die ursprüngliche Bedeutung, »Verpflichtung zu einer Dienstleistung«, vor Augen, kann man durchaus zu einem tatsächlichen Selbstwert gelangen. Eine Dienstleistung ist meist relativ leicht zu erbringen.

AFFIRMATIONEN
Ich bin von Grund auf rein und gut.
Ich liebe mich, daher lieben andere mich auch.
Ich bin es wert, geliebt zu werden.

ANTLITZDIAGNOSE
Der ausgeprägte Mangel an *Nr. 8* – Natrium chloratum zeigt sich vor allem durch ein aufgedunsenes Gesicht, das wässrig aufgeschwemmt wirkt. Die Haut ist in ihrer Struktur grobporig, und die Gesichtshaut – oft einschließlich der Augenlider – zeigt einen gelatineartigen Glanz, den so genannten »Mucinglanz«. Er ist abwischbar, er-

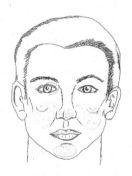

scheint jedoch bald darauf wieder. Ein sicheres Zeichen ist es hier, wenn sich bei Frauen der Lidschatten in den Falten des oberen Augenlides sammelt.

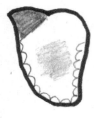

ZUNGENDIAGNOSE

Der Zungenbelag bei einem Natrium-chloratum-Mangel zeigt sich hell, weiß bis weiß-grau und/oder schleimig in Form von kleinen Inseln. Auffällig sind die sich beim Sprechen bildenden Bläschen in den Mundwinkeln und die feuchte Aussprache. Die Betroffenen neigen zu brennenden Bläschen oder auch Geschwüren auf der Zunge. Der Patient neigt zu Zahnabdrücken am Zungenrand und einen salzigen oder metallischen Geschmack im Mund bis hin zum Geschmacksverlust. Der Patient neigt zu üblem Mundgeruch und muss sich auffallend oft räuspern. Dabei wird klarer Schleim produziert.

ABSONDERUNGEN

Die Absonderungen der Körperöffnungen bei einem starken Mangel an *Nr. 8* – Natrium chloratum sind hell, wässrig und scharf, zudem salzig und ätzend. Es bilden sich trockene weiße Schuppen auf der Haut. Ständiges leichtes Schwitzen gehört ebenfalls zu den Absonderungen bei einem Mangel dieses Minerals.

Blasser, blutarmer, rheumatischer Typ

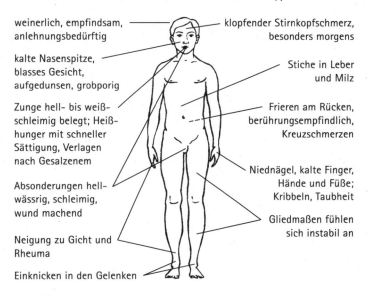

- weinerlich, empfindsam, anlehnungsbedürftig
- kalte Nasenspitze, blasses Gesicht, aufgedunsen, grobporig
- Zunge hell- bis weißschleimig belegt; Heißhunger mit schneller Sättigung, Verlagen nach Gesalzenem
- Absonderungen hellwässrig, schleimig, wund machend
- Neigung zu Gicht und Rheuma
- Einknicken in den Gelenken
- klopfender Stirnkopfschmerz, besonders morgens
- Stiche in Leber und Milz
- Frieren am Rücken, berührungsempfindlich, Kreuzschmerzen
- Niednägel, kalte Finger, Hände und Füße; Kribbeln, Taubheit
- Gliedmaßen fühlen sich instabil an

DER NATRIUM-CHLORATUM-TYP

Ein Mensch dieses Typs ist ein trauriger, blutarmer Rheumatiker. Er ist zudem anfällig für folgende Erscheinungs- und Krankheitsbilder:

Augen	Sandkorngefühl und reichlich Tränenfluss
Ohren	Schwerhörigkeit durch Schwellung der eustachischen Röhre (Ohrtrompete)
Haut	Haarausfall, feucht glänzende Gesichtshaut, Pickel, Mitesser; Warzen in den Handtellern; nässende Ausschläge, Gürtelrose
Knochen und Gelenke	Gicht, Gelenkrheumatismus; Wasseransammlungen in den Gelenken (insbesondere in Knie und Knöchel)

Atemwege	Seitenstechen, Fließschnupfen, Bronchial-asthma, häufiges Nasenbluten
Herz und Kreislauf	ständiges, leichtes Schwitzen; Blutungsnei-gung, Blutarmut (Anämie)
Harnwege	unwillkürlicher Harnabgang, Brennen in der Harnröhre, Nierenentzündungen
Verdauungstrakt	aufgesprungene Lippen; vermehrter Spei-chelfluss, häufig verbunden mit Magen-schmerzen; Entzündungen der Mund-schleimhaut mit Bläschenausschlag; Sod-brennen durch ungenügende Salzsäurebil-dung, chronische Verdauungsstörungen; Völlegefühl nach dem Essen, schlechte Ver-träglichkeit eiweißreicher Kost; hartnäckige Verstopfung
Nervliche Verfassung	Empfindlichkeit gegenüber Gemütsregun-gen; Stirnkopfschmerzen mit Sehstörungen und Flimmern vor den Augen; Gedächtnis-schwäche; schmerzempfindliches Rückgrat, Delirium (bei Trinkern)

ANWENDUNG DES MINERALSALZES

Nr. 8 – Natrium chloratum ist angezeigt bei schaumigem Auswurf oder wasserhellem, glasigem Belag. Es handelt sich hierbei um austretenden Schleimstoff. Außerdem wird es ge-geben bei

- schwachen Gelenken,
- Niednägeln (kleinen, harten Ecken an den Nägeln),
- Hinfälligkeit,
- rissigen Lippen und dunklen Augenringen,
- Bläschenausschlag,
- brennenden Schmerzen, vor allem der Augen und Gelenke,
- allen Stoffwechselstörungen,

- Schläfrigkeit nach dem Essen,
- rascher Ermüdung bei geistiger Arbeit,
- Blutarmut,
- rascher Ermattung bei Sonnenhitze,
- Kältegefühlen längs des Rückgrates und in den Händen und Füßen,
- Verlust des Geruchs- oder Geschmackssinns,
- Tränen der Augen, schon bei leichten Reizen,
- Bluthochdruck,
- Durstgefühl mit Speichelfluss,
- wässrigem Nasenkatarrh,
- Gelenkrheumatismus, *Morbus Bechterew,*
- Einknicken im Bereich der Fußgelenke,
- Verdickung der Gelenkknorpel,
- Karies; Zahnschmerzen, die vom Trigeminus ausgehen,
- Kopfschuppen,
- Metallvergiftungen,
- Gärung im Magen durch einen Mangel an Magensäure,
- wenn feuchtes Wetter und feuchte Wohnungsluft als besonders unangenehm empfunden werden.

ANWENDUNG DER SALBE
Nr. 8 – Natrium-chloratum-Salbe wird eingesetzt bei

- Wasseransammlungen,
- Bläschen an den Lippen,
- Gelenkwasser,
- Ödemen,
- Ergüssen und teigigen Schwellungen in Gelenken,
- Verbrennungen mit Blasenbildung (s. auch »*Nr. 3* – Ferrum phosphoricum«, dort unter »Anwendung der Salbe«, S. 66),
- wässrigen Flechten,
- Insektenstichen,

- Gürtelrose,
- Akne, Mitessern,
- Hautpilzerkrankungen,
- Afterfissuren,
- Nagelfalzeiterungen,
- Wundsein von Kindern.

MANGELBEGÜNSTIGENDE FAKTOREN
Der Genuss von stark Gesalzenem und Geröstetem erhöht einen Mangel an *Nr. 8* – Natrium chloratum ebenso wie eine starke Belastung mit Schwermetallen. Diese Belastungen entstehen bei Staufahrten und Berufskraftfahrern bzw. Menschen, die sehr viel Auto fahren.

MONDPHASE
Empfohlene Mondphase: abnehmender Mond

HOMÖOPATHISCHE VERGLEICHSMITTEL
Nux vomica, Pulsatilla, Sulfur, Bryonia

Nr. 9 – Natrium phosphoricum

Bei Übersäuerung, um den Säure- und Fettstoffwechsel zu regulieren

»Stößt's sauer auf und riecht der Stuhl,
plagt man mit Gicht und Rheuma sich,
dann Natrium phos. ist angebracht,
denn es entsäuert dich.«
(G. A. Ulmer)

Nr. 9 – Natrium phosphoricum ist Bestandteil der Blutkörperchen, der Muskeln, von Gehirn und Nervenzellen sowie der Gewebsflüssigkeit. Es gilt als Funktionssalz zur Aufrechterhaltung des normalen Säure-Basen-Gleichgewichtes der Körperflüssigkeiten. Dr. Schüßler maß diesem Salz große Bedeutung bei: Beim Kohlensäureaustausch des Blutes in der Lunge, bei der Lösung der Harnsäure im Blut, bei der Verseifung der Fettsäuren nach Fettgenuss und bei übermäßiger Milchsäurebildung infolge falscher Ernährung der Kinder – überall fallen Säuren an. *Nr. 9* – Natrium phosphoricum bindet diese Säuren und zieht sie in das Lymphsystem. Von dort können sie zu den Ausscheidungsorganen gebracht werden. Häufig führt falsche Ernährung zu einem Mangel. Vor allem Zuckerprodukte (Süßigkeiten genauso wie bestimmte Getränke) und andere Säurebildner sind hierfür verantwortlich. *Nr. 9* – Natrium phosphoricum

- ist ein Säuretilger – es entsäuert das Blut,
- bindet Kohlensäure und bringt sie über die Lunge zur Ausscheidung,
- versetzt die Galle in die Lage, Fettsäuren zu verseifen,

- ist in Nervenfäden vorhanden und erhält deren Funktion in Verbindung mit *Nr. 11* – Silicea (Kieselsäure),
- fördert die vollständige Verbrennung der Stoffwechselreste,
- zerlegt durch Muskelarbeit entstandene Milchsäure in Wasser und Kohlensäure und bringt die giftig wirkende Kohlensäure zur Ausscheidung,
- verhindert die Gerinnung von Eiweißstoffen in der Lymphe und verhütet somit Eitergeschwülste.

WIRKUNG AUF SEELISCHER EBENE
Thema: *Finde die Veränderung im richtigen Maß – so viel wie nötig, so wenig wie möglich.*

Emotionen, Aggressionen und dynamische Kräfte sind im richtigen Maß einzusetzen. Der Mangel an *Nr. 9* – Natrium phosphoricum drückt auch einen Mangel an Sanftmut aus. Es geht darum, mit dem geringsten Aufwand ohne zerstörerischen Druck das gewünschte Ziel zu erreichen. Es ist das Salz der natürlichen Autorität. Und diese wird durch die gelebte Dynamik, die den Menschen fordert, aber nicht überfordert, ausgedrückt. Wird diese Energie nicht richtig umgesetzt, schlägt sie in Wut um. Ein Mensch mit Natrium-phosphoricum-Mangel kann »stinksauer« werden (der Schweiß riecht sehr stark und unangenehm), da sich der Mut, etwas zu verändern, in Wut, es nicht getan zu haben, verwandelt hat. Oft findet man den Choleriker in dieser Gruppe. Dieser Menschentyp verschafft sich Raum durch Fettleibigkeit oder Wutausbrüche, die die Mitmenschen auf Abstand halten. Ist er wegen Kommunikationsschwächen dazu nicht in der Lage, beginnt er, durch Körperausdünstungen seinen Raum »zu behaupten«.

PSYCHISCHE MERKMALE
Die psychischen Merkmale des Mangels an *Nr. 9* – Natrium phosphoricum sind Minderwertigkeitsgefühle. Wie bereits beschrieben, reagiert der Betroffene schnell sauer – er ärgert sich und wird aggressiv.

MERIDIANZUORDNUNG
Das Mineral *Nr. 9* – Natrium phosphoricum wird dem Kreislauf-Sexus-Meridian zugeordnet. Dieser Meridian steht im ausgeglichenen Zustand für das Loslassen der Vergangenheit, für Großzügigkeit und Entspannung. Ist dieser Meridian im Ungleichgewicht, führt das zu Eifersucht, sexueller Spannung, Bedauern und Reue.

Bedauern und Reue kann man zusammenfassen in seelischen Schmerz über etwas, das man getan oder unterlassen hat. Man peinigt sich dafür und ist nicht in der Lage, diesen Teil der Vergangenheit loszulassen. Man sollte sich jedoch vor Augen halten, dass es nicht möglich ist, die Vergangenheit zu verändern. Wir haben nur die Möglichkeit, in der Gegenwart zu leben und diese auch aktiv zu gestalten. Die Vergangenheit ist vorbei, und die Zukunft kann vorbereitet werden ... aber richtig leben können wir nur die Gegenwart. Aus dieser Erkenntnis ergeben sich auch die Affirmationen.

AFFIRMATIONEN
Gerade heute ist der beste Tag meines Lebens.
Ich lasse die Vergangenheit los.
Ich bin entspannt in Körper, Geist und Seele.
Ich bin großzügig.

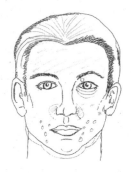

ANTLITZDIAGNOSE

Der Mangel an *Nr. 9* – Natrium phosphoricum ist auch antlitzdiagnostisch leicht zu erkennen. Betroffene weisen einen Fettglanz der Haut auf. Die Haut zeigt außerdem Mitesser, Fettablagerungen um das Auge (Xanthelasmen) und andere Hautunreinheiten. Die Säuren des Körpers werden über die Hautfettung ausgeschieden. Grundsätzlich gilt: Je saurer ein Organismus, desto fetter die Haut, denn über die verstärkte Fettung können vermehrt Säuren ausgeschieden werden. Bei ausgeprägtem Mangel hat der Patient ein Doppelkinn.

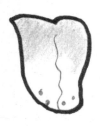

ZUNGENDIAGNOSE

Der Zungenbelag bei einem ausgeprägten Natrium-phosphoricum-Mangel erscheint goldgelb oder weiß-grau und rahmig. Der Belag erstreckt sich von der Zungenwurzel zur Zungenspitze, in der Mitte tritt eine Furche deutlich hervor. Der Geschmack wird als sauer bis bitter beschrieben. Auch hier tauchen ein Haargefühl auf der Zunge sowie schmerzhafte Geschwüre auf der Zunge und der Mundschleimhaut auf.

ABSONDERUNGEN

Die Farbe der Körperabsonderungen ist goldgelb. Es kommt zu fettigen, rahmigen und/oder eitrigen Ausschwitzungen, auch aus den Augen. Schweiß und andere Absonderungen riechen sauer.

Übernervöser Typ mit Neigung zur Magenübersäuerung

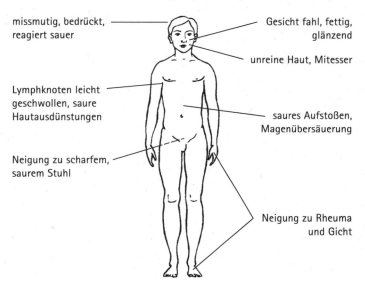

DER NATRIUM-PHOSPHORICUM-TYP
Ein Mensch dieses Typs ist übernervös, er neigt zu Fettleibigkeit, schlechter Haut und Magenübersäuerung. Außerdem ist er anfällig für folgende Erscheinungs- und Krankheitsbilder:

Atemwege	Schnupfen, Stockschnupfen, Rippenfellentzündung, Asthma
Augen	Augenentzündung (bei Säuglingen), Funkensehen, Gerstenkörner, Lidrandentzündung
Ohren	Jucken der Ohren, Gichtknoten an den Ohren
Haut	fettglänzende Gesichtshaut, Akne, Milchschorf, Hautunreinheiten, Eiterpickel; ver-

	mehrte Talgabsonderungen, nässende Hautabsonderungen mit Eiterbildung, Hauterkrankungen mit Pustelbildung; Fußkälte, Schweißfüße
Atemwege	Schnupfen, Stockschnupfen, Rippenfellentzündung, Asthma
Knochen und Gelenke	Knacken in den Gelenken; Gicht, Gelenkentzündungen, Rheuma; Schmerzen und Knoten in den Finger- und Zehengelenken
Herz und Kreislauf	geschwollene Lymphdrüsen, Krampfadern, schlecht heilende Wunden, offene Beine, Venenentzündungen
Harnwege	entzündliche Blasen- und Nierenleiden, Harngrieß- und -steinbildung, Blasenkatarrhe, kindliches Bettnässen bei Wurmleiden
Verdauungstrakt	saures Aufstoßen, Sodbrennen, saurer Geschmack im Mund, saures Erbrechen; Blähbauch; Bauchbeschwerden, die durch Trinken von Milch besser werden; Verlangen nach Genussmitteln wie Alkohol oder Nikotin; Seekrankheit und Reiseübelkeit
Nervliche Verfassung	starke Schweißbildung bei Aufregung (besonders unter den Achseln), saurer Körpergeruch; Überreizung, Burnout-Syndrom, Ängstlichkeit

ANWENDUNG DES MINERALSALZES

Nr. 9 – Natrium phosphoricum ist angezeigt bei honiggelbem, rahmartigem Ausfluss aus Eichel oder Scheide und Absonderungen anderer Körperregionen. Außerdem wird es eingesetzt bei

- Beschwerden, die nach Fettgenuss auftreten (Aufstoßen und Blähungen),
- Nierenentzündungen, Gelbsucht,
- Hautfinnen, Mitessern, Fettleibigkeit,
- Nervenschmerzen, Neuralgien,
- Rheuma, Gicht, Hexenschuss und Ischialgie (im Wechsel mit *Nr. 7* – Magnesium phosphoricum und *Nr. 8* – Natrium chloratum),
- Krankheiten, deren Ursache überschüssige Milchsäure ist,
- Sodbrennen, saurem Aufstoßen, Erbrechen,
- saurem Schweiß,
- Erbrechen saurer, käsiger Massen,
- gelblich grünem, übel riechendem Durchfall kleiner Kinder.

ANWENDUNG DER SALBE
Nr. 9 – Natrium-phosphoricum-Salbe hilft bei

- Hautablagerungen mit honiggelben Absonderungen,
- allen Ablagerungen in Gelenken, wie z. B. Gicht, Rheuma, Arthrose,
- Milchschorf, Akne, Furunkulose,
- Halsdrüsenentzündungen,
- Wundrose,
- beginnender Brustdrüsenentzündung.

MANGELBEGÜNSTIGENDE FAKTOREN
Viele Dinge, die zu unserem »normalen« Lebenswandel gehören, kann man als »Säurebildner« bezeichnen: sie sind in hohem Maße Natrium-phosphoricum-Räuber. Hier eine Aufzählung der häufigsten Lebensmittel, die als Säure bildend gelten: harter Alkohol, Kaffee, schwarzer Tee, tierische Fette, Fleisch, Süßigkeiten, fetter Käse, Eier und Fisch.

MONDPHASE
Empfohlene Mondphase: abnehmender Mond

HOMÖOPATHISCHE VERGLEICHSMITTEL
Lycopodium, Chelidonium, Colchicum

Nr. 10 – Natrium sulfuricum

Zum Abbau und zur Ausscheidung von Schlacken

»Ist Galle, Leber, Niere krank
und Wasser im Gebein,
stellt sich durch Natrium sulf. recht bald
Gesundheit wieder ein.«
(G. A. Ulmer)

Nr. 10 – Natrium sulfuricum hat die Eigenschaft, die überschüssige, mit Stoffwechselschlacken angereicherte Gewebsflüssigkeit schnell aus dem Körper zu schaffen. Es erhöht die Nieren- und Blasentätigkeit, beeinflusst die Funktion der Bauchspeicheldrüse, der Leber und des Darms, besonders des Dickdarms. Es befindet sich eher in den Gewebsflüssigkeiten als in den Zellen. *Nr. 10* – Natrium sulfuricum

- entzieht abzubauenden Stoffen das Wasser und bringt sie somit zum Zerfall,
- unterstützt deren Ausscheidung durch Anregung der Nerven- und Schleimhautzellen,
- regelt die Absonderung des Gallensaftes und die Tätigkeit des Darms, besonders des Dickdarms,
- unterstützt die Funktion der Leber und beeinflusst die Tätigkeit der Bauchspeicheldrüse, insbesondere den Zuckerauf- und -abbau in der Leber,
- erhöht die Nieren- und Blasentätigkeit,
- löst Harnsäure.

WIRKUNG AUF SEELISCHER EBENE

Thema: *Lass Altes los. Fördere aktiv deinen Wachstumsprozess.*

Auch im übertragenen Sinne ist *Nr. 10* – Natrium sulfuricum das Hauptausscheidungsmittel. Es sorgt bei der seelischen Entfaltung dafür, dass man Überflüssiges und Belastendes loslässt. Ebenso wie körperliche Nahrung, die wir aufgenommen haben, wird geistige Nahrung zerkleinert und verdaut und Überflüssiges wieder ausgeschieden. Hat man einen Entwicklungsschritt vollzogen, sollte man nicht ewig daran festhalten. Und nach der Verdauung muss Überflüssiges ausgeschieden werden – erst dann eröffnen sich neue Lebensräume. Jedoch ist hier nicht zu verweilen; die Erkenntnisse werden verarbeitet und als neuer Ausgangspunkt für weitere Schritte genommen. Sind diese Räume der gegenwärtigen Situation nicht dienlich, stehen neue Schritte an.

Natrium-sulfuricum-Mangel entsteht vor allem durch regelmäßigen Alkoholgenuss oder reine Rohkosternährung. Menschengruppen mit diesen Lebensgewohnheiten haben ein gemeinsames Muster. Sie verdrängen, dass ihr Tun keine dauerhafte Lösung ist. Der Alkoholkonsument übersieht, dass Alkohol nicht dazu beiträgt, dass Schwierigkeiten bewältigt werden; reine Rohkostler lassen oft außer Acht, dass Rohkost allein nicht für jeden gesund ist, aber er versucht, alle von dieser fantastischen Ernährungsweise zu überzeugen.

Patienten, die einen hohen Mangel aufweisen, zeigen wenig Bereitschaft zur Erneuerung. Man kann mit ihnen über ihre Schwierigkeiten sprechen; sie verstehen auch, was man ihnen sagt, setzen es jedoch nicht um. Sie fahren ihren »Müll« sozusagen immer im Kreis herum, und es kommt nicht zu einer tatsächlichen Reinigung. Es steht also die Aufgabe an, Dogmen und Prinzipien zu überprüfen und gegebenenfalls zu erneuern.

PSYCHISCHE MERKMALE
Menschen mit einem ausgeprägten Mangel an *Nr. 10* – Natrium sulfuricum wirken schweigsam und kontaktarm und haben einen Hang zu Ehrgeiz und Perfektionismus, der sich in erster Linie auf sie selbst bezieht. Sie verlangen sich erheblich mehr ab als anderen. Sie neigen zu Melancholie, Depressionen und mangelnder Lebensfreude.

MERIDIANZUORDNUNG
Das biochemische Mittel *Nr. 10* – Natrium sulfuricum ist dem Herzmeridian zugeordnet. Unausgewogenheiten dieses Meridians führen zu Zorn und Ärger. In seinem ausgeglichenen Zustand wird Liebe und Vergebung gelebt. Zorn ist definiert als »ein Unbehagen des Geistes mit der Absicht nach Vergeltung«, wenn wir verletzt wurden. Vor allem bei herzkranken Patienten findet man Zorn meistens neben anderen Gefühlen, die diesem Meridian zugeordnet werden. Die Störung dieses Meridians signalisiert einen dringenden Handlungsbedarf: Man soll vergeben. Dieses Vergeben muss sich nicht auf die Außenwelt beziehen – es kann ebenso eine Versöhnung mit sich selbst erforderlich sein.

AFFIRMATIONEN
Ich liebe.
Ich verzeihe.
Ich bin versöhnlich.

ANTLITZDIAGNOSE
Ein Patient mit ausgeprägtem Natrium-sulfuricum-Mangel zeigt antlitzdiagnostisch entweder eine gelblich grüne Farbe auf der Stirn oder im ganzen Gesicht (s. Abb.: linke Gesichtshälfte) oder eine entzündliche Schmetterlingsröte

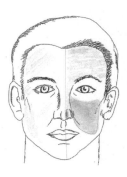

auf Wangen und Nase (s. Abb.: rechte Gesichtshälfte). Der Mangel wird oft erst spät bemerkt, da er in den Beinen beginnt: Der Patient klagt über schwere Beine, dann sondert der Körper grüne Ausscheidungen ab, und danach ist die gelblich grüne Farbe im Gesicht zu erkennen. Eine rote Nase und unstillbarer Durst sind weitere Zeichen für einen Natrium-sulfuricum-Mangel. Bei einer Leberzirrhose zeigen sich besonders im Bereich der Stirnhöcker und hinter den Ohren deutliche rot-blaue Verfärbungen.

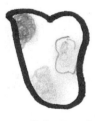

ZUNGENDIAGNOSE
Die Farbe des Zungenbelags wirkt schmutzig; sie variiert zwischen gelblich grün, grünlich grau und grau-braun. Der Geschmack ist gallig bitter. Die Zunge brennt gelegentlich wie mit Pfeffer bestrichen. Geschmacksverlust ist in ausgeprägten Fällen möglich. Der Speichel ist sehr dünn, nach Mahlzeiten dagegen bitter schleimig.

ABSONDERUNGEN
Die zweite Stufe des Natrium-sulfuricum-Mangels zeigt sich durch grünlich gelbe Ausscheidungen, z. B. aus der Scheide, der Harnröhre, der Nase oder als Stuhlgang.

Schwacher, fettleibiger Typ, häufig mit Leberstörungen

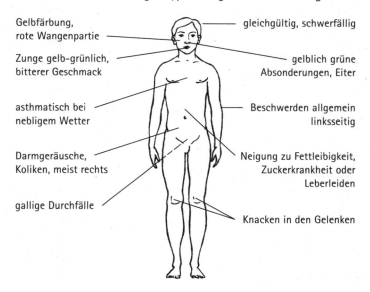

- Gelbfärbung, rote Wangenpartie
- Zunge gelb-grünlich, bitterer Geschmack
- asthmatisch bei nebligem Wetter
- Darmgeräusche, Koliken, meist rechts
- gallige Durchfälle
- gleichgültig, schwerfällig
- gelblich grüne Absonderungen, Eiter
- Beschwerden allgemein linksseitig
- Neigung zu Fettleibigkeit, Zuckerkrankheit oder Leberleiden
- Knacken in den Gelenken

DER NATRIUM-SULFURICUM-TYP
Ein Mensch dieses Typs hat einen schwachen Leber-Galle-Bauchspeicheldrüsen-Stoffwechsel und ist anfällig für folgende Erscheinungs- und Krankheitsbilder:

Augen Trockenheitsgefühl in den Augen, Lichtscheue durch Entzündungen der Augen, Bindehautentzündungen mit gelblichen Absonderungen

Haut Gelbsucht bei entzündlichen Lebererkrankungen; Bartflechte, Flecken im Gesicht, Warzen, nässender Ausschlag, Bläschenausschlag, chronische Abszesse, Hautjucken und Hautbrennen

Ohren	Mittelohrentzündung
Knochen und Gelenke	Mattigkeit und Kraftlosigkeit, Knacken in den Gelenken; Reißen, Ziehen in den Gliedern; linksseitige Hüftgelenksbeschwerden, stechender Fersenschmerz
Atemwege	Erkältungskrankheiten infolge von Durchnässung; Schnupfen, lockeren Husten mit Schmerzen vor allem in der linken Brustseite; Entzündungen des linken Lungenflügels, Schleimrasseln, Schleimhusten
Herz und Kreislauf	Leukämie (krankhafte Vermehrung der weißen Blutkörperchen), Nasenbluten mit Blutarmut; Wasseransammlungen im Gewebe (Ödeme) und/oder an den Fußgelenken; Venenentzündungen, »offene Beine«
Harnwege	Blasenentzündungen, Bettnässen
Verdauungstrakt	bitterer Geschmack, schmutziger Zungenbelag; Bauchspeicheldrüsenentzündung (Pankreatitis), Zuckerkrankheit (Diabetes); Lebererkrankungen, Leberschwellung mit Völlegefühl und Schmerzen im Oberbauch, Gallenblasenentzündungen, Gallenkoliken
Nervliche Verfassung	dumpfe Kopfschmerzen mit Schwindelgefühl; linksseitige Nervenschmerzen, die in heftigen Anfällen auftreten

ANWENDUNG DES MINERALSALZES

Die Beschwerden bei einem Mangel an *Nr. 10* – Natrium sulfuricum sind Schwere und Mattigkeit (zuerst in den Waden), Benommenheit im Kopf, Galleerbrechen, Galledurchfall, Ikterus (Gelbsucht) oder Selbstmordneigung. Dieses Lebenssalz wird eingesetzt bei

- Grippe (zur Vorbeugung),
- der Ausscheidung von Giften aus dem Körper (s. auch »Nr. 4 – Kalium chloratum«, »Nr. 7 – Magnesium phosphoricum«, »Nr. 8 – Natrium chloratum«),
- Unterschenkelgeschwülsten,
- Zellstoffwechselprodukten, die anfallen und nicht zur Ausscheidung gebracht werden (Solche Zustände zeigen sich im Allgemeinen an Essstörungen, Fettleibigkeit oder Verdauungsstörungen wie Durchfall und Verstopfung.),
- bitterem Mundgeschmack nach faulen Eiern,
- Wasser im Körper, vor allem in den Beinen,
- Benommenheit im Kopf,
- Husten mit schwer löslichem Auswurf, Grippe, Schnupfen,
- Rheuma,
- Bettnässen,
- Nierengrieß,
- Störungen der Funktionen von Leber, Galle, Bauchspeicheldrüse, Dickdarm,
- Stuhlverstopfungen mit schneidenden Bauchschmerzen,
- Vermehrung der weißen und entsprechender Verminderung der roten Blutkörperchen,
- erhöhtem Blutzucker (*Diabetes mellitus* – wenn noch kein Insulin gegeben wird),
- Wassersucht (bei *Diabetes mellitus* und Wassersucht ist *Nr. 10* – Natrium sulfuricum mit *Nr. 8* – Natrium chloratum im Wechsel zu geben),
- Patienten, die auch im Bett nicht richtig warm werden.

ANWENDUNG DER SALBE
Nr. 10 – Natrium-sulfuricum-Salbe wird eingesetzt bei

- grünlich gelben Hautveränderungen,
- eitrigen Ausschlägen mit gelblich-wässrigem Bläscheninhalt,

- Galleabflussstörungen,
- Hautpilzveränderungen,
- Nervenschmerzen.

MANGELBEGÜNSTIGENDE FAKTOREN

Rohkost, vor allem nach 18 Uhr verzehrt, erhöht den Mangel an *Nr. 10* – Natrium sulfuricum, da es bei der Verdauung zur Gärung kommt und damit zu einer Alkoholisierung des Organismus. Die Gärung wird vor allem durch den gleichzeitigen Genuss von Süßigkeiten gefördert. Bei Diabetes liegt ein permanenter Mangel dieses Minerals vor: Wird es zusätzlich zu den Medikamenten eingenommen, sollten mehrmals täglich Kontrollen durchgeführt werden, um eine Über- bzw. Unterzuckerung zu vermeiden.

MONDPHASE
Empfohlene Mondphase: abnehmender Mond

HOMÖOPATHISCHE VERGLEICHSMITTEL
Nux vomica, Dulcamara, Bryonia, Thuja

Nr. 11 – Silicea

Stärkt Bindegewebe und Nerven

»Ist auch dein Körper sehr versäuert,
gibt's Eiterpickel, feuchte Hand,
dann kann dir Silicea helfen,
bestimmt das Übel wird gebannt.«
(G. A. Ulmer)

Nr. 11 – Silicea (Kieselsäure) ist ein Bestandteil des Binde-
gewebes, der Oberhaut, der Schleimhaut, der Haare, der Nägel, der Knochen und der Nerven. Es gibt diesen Geweben
Festigkeit und Widerstandsfähigkeit und verhindert übermäßige Anhäufung von Stoffwechselschlacken. Es sollte, wenn
es um Knochen geht, stets in Kombination mit *Nr. 1* – Calcium fluoratum und *Nr. 2* – Calcium phosphoricum gegeben
werden. Das Biomineral wirkt am Bindegewebe und sorgt für
die Festigkeit des Gewebes. Genau wie *Nr. 9* – Natrium phosphoricum ist *dieses Lebenssalz* ein Mittel, das über einen
langen Zeitraum eingenommen werden sollte. Es hält ge-
schmeidig und kann prophylaktisch genommen werden, um
Alterungsprozessen vorzubeugen. *Nr. 11* – Silicea

- erhält die Funktion der Nervenfäden,
- ist die anorganische Grundlage für das Bindegewebe,
- gibt dem Gewebe Festigkeit, elastische Härte, Widerstandsfähigkeit und Glanz,
- unterstützt den Aufbau der Haare und Nägel,
- bildet Blutergüsse zurück und fördert die Abstoßung von
  Eiter und Verhärtungen,
- beugt Alterungsprozessen vor,

- reguliert die Schweißbildung,
- steigert die Widerstandskraft.

WIRKUNG AUF SEELISCHER EBENE
Thema: *Grenze dich klar ab. Erkenne deine eigenen Grenzen. Wie gehst du mit anderen um?*

Ein Mangel an *Nr. 11* – Silicea macht sich durch eine gewisse Oberflächlichkeit bemerkbar. Er fordert zu klarer Stellungnahme auf. Die Eigenschaften des Bergkristalls, der aus Kieselsäure besteht, zeigen uns, was zu tun ist: Seine Klarheit in Form und Farbe steht für Offenheit, die jedoch eindeutig abgegrenzt ist. Menschen mit einem Mangel dieses Salzes wollen sich nicht festlegen; Verantwortung zu übernehmen, vor allem bis in die letzte Konsequenz, fällt ihnen sehr schwer. Es besteht die Neigung, den Dingen ihren Lauf zu lassen und lieber den anderen die Schuld zu geben, als sie bei sich zu suchen. Mangelt es an *Nr. 11* – Silicea, so zeigt sich eine Schwäche im Bereich der Kommunikation. Es geht nicht darum, möglichst vielen Menschen sein Leid zu klagen, sondern darum, mit anderen Wegen aus dem Leid zu finden, z. B. durch Trost, Stärkung, Heiterkeit, neue Ideen und anderes mehr. Das zweite Thema ist hier die Abgrenzung: Wer betroffen ist, neigt dazu, sich zu verausgaben und mit seinen Kräften Raubbau zu treiben, ohne sich Schwächen einzugestehen. Erkennt er seine Schwächen an, dann gibt der Mensch anderen die Möglichkeit, ihn in diesen Bereichen zu fördern und zu beschenken. Der Betroffene lernt zudem, etwas anzunehmen, das ihm hilft. Die eigenen Stärken können dort angeboten werden, wo sie andere unterstützen. Wenn jeder Mensch seine Kräfte in dem Bereich einsetzt, in dem seine Fähigkeiten am besten zur Geltung kommen, motiviert er andere, das Gleiche zu tun. So kann im Ergebnis weit über die Möglichkeit des Einzelnen hinausgegangen werden.

PSYCHISCHE MERKMALE

Der Mangel an *Nr. 11* – Silicea zeigt sich auf der psychischen Ebene auf vielfältige Weise. Er kann durch schlechte Belastbarkeit, fixe Ideen, Grübeln oder Ängstlichkeit ebenso zum Ausdruck kommen wie durch Lärmempfindlichkeit, Eigensinn oder Gedächtnisschwäche mit Konzentrationsmangel.

MERIDIANZUORDNUNG

Das Mineralsalz *Nr. 11* – Silicea ist dem Lungenmeridian zugeordnet. Ist dieser Meridian im Ungleichgewicht, so kommt es zu Emotionen wie Intoleranz, Verachtung, Hohn, Geringschätzung, Hochmut und falschem Stolz oder zu Vorurteilen. Der Lungenmeridian steht in der chinesischen Lehre für das »Chi«, die Lebensenergie, was hier den Atem meint. Ein körperlicher Ausdruck für ein Ungleichgewicht des Lungenmeridians ist das »Von-oben-Herabschauen« oder das »Zurückwerfen« des Kopfes. Im ausgeglichenen Zustand lebt der Mensch Demut, Toleranz und Bescheidenheit. Demütig zu sein bedeutet nicht, dass man alles hinnimmt und, wie es in der Bibel steht, die andere Wange hinhält, sondern dass man dienstbereit ist. Legt man also seine Intoleranz ab und lebt die Demut im dienstbereiten Sinn, sorgt man selbst für einen Ausgleich des Lungenmeridians.

AFFIRMATIONEN

Ich bin demütig (dienstbereit).
Ich bin bescheiden.

ANTLITZDIAGNOSE

Der Mangel an *Nr. 11* – Silicea lässt sich leicht erkennen. Die Haut der Betroffenen zeigt einen Glasurglanz und wirkt hochpoliert. Dieser Glanz ist nicht abwischbar (wie etwa der Fettglanz bei *Nr. 9* – Natrium phosphoricum). Die Hautfarbe ist grau. Als erstes Zeichen zeigt die Nasenspitze den für Kie-

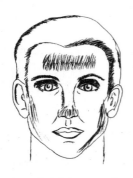
selsäure-Mangel typischen Glanz. Später tritt dieser auch auf den Wangen, den Schienbeinen und den Händen auf. Krähenfüße und Falten an den Augen und vor den Ohren sind ebenfalls wichtige Indikatoren (sie gelten als Zeichen der Hauterschlaffung). Patienten mit hohem Mangel wirken hohläugig, da auch das Bindegewebe um die Augäpfel abgebaut wird. Bei einer regelmäßigen (nicht zu gering dosierten) Einnahme von *Nr. 11* – Silicea lässt sich eine Regeneration der Haut beobachten. Sie glättet sich und wirkt dadurch jünger.

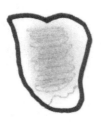
ZUNGENDIAGNOSE
Der Zungenbelag, der mit dem Mangel an *Nr. 11* – Silicea einhergeht, ist gelblich braun. Er zeigt sich vor allem morgens auf der Zunge und ist schleimig. Betroffene beschreiben einen seifigen Geschmack (nach Blut) oder ein Haargefühl auf der Zunge und häufigen Geschmackswechsel. Es kann aber auch ein Geschmacksverlust eintreten.

ABSONDERUNGEN
Körperabsonderungen im Zusammenhang mit einem Mangel an *Nr. 11* – Silicea-Mangel sind im Allgemeinen eitrig, wässrig, übel riechend. Auswurf erscheint reichlich in gelblicher Eiterfarbe oder zähem, beißendem Schleim. Blut erscheint schaumig und blass.

Bindegewebsschwacher, grauer, blasser, weinerlicher Typ

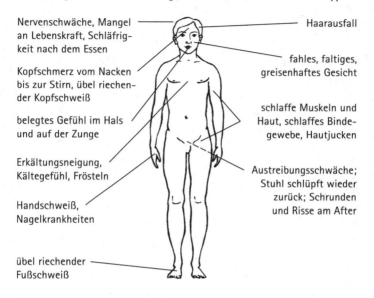

Nervenschwäche, Mangel an Lebenskraft, Schläfrigkeit nach dem Essen

Kopfschmerz vom Nacken bis zur Stirn, übel riechender Kopfschweiß

belegtes Gefühl im Hals und auf der Zunge

Erkältungsneigung, Kältegefühl, Frösteln

Handschweiß, Nagelkrankheiten

übel riechender Fußschweiß

Haarausfall

fahles, faltiges, greisenhaftes Gesicht

schlaffe Muskeln und Haut, schlaffes Bindegewebe, Hautjucken

Austreibungsschwäche; Stuhl schlüpft wieder zurück; Schrunden und Risse am After

DER SILICEA-TYP

Ein Mensch dieses Typs ist mager, hohläugig und hat ein schwaches Bindegewebe. Außerdem ist er anfällig für folgende Erscheinungs- und Krankheitsbilder:

Augen	Gerstenkörner, Verhärtungen der Augenlider, Lichtscheu
Haut	zarte, blasse, durchscheinende Haut, die überempfindlich, trocken, welk und runzelig ist; Hautrötungen, Hautjucken ohne äußere Anzeichen; Bläschenbildung, Gürtelrose, Herpes, eitrige Hauterkrankungen, Flechten, Pusteln; unangenehm riechenden Schweiß, Haarausfall, Erkrankungen der

	Finger- und Fußnägel wie z. B. Brüchigkeit, Flecken, Verwachsung
Knochen und Gelenke	Knocheneiterungen und -fisteln, Knochenfraß; Gelenkentzündungen, gichtige Gelenke; Knorpel- und Knochenhautentzündungen
Atemwege	verschleimte Bronchien, Auswurf, Kitzelhusten, »Steinhauerlunge« (Silikose)
Herz und Kreislauf	Arterienverkalkung, Lymphdrüsenentzündung und -verhärtung
Verdauungstrakt	Verschlucken; Wechsel von Appetitlosigkeit und Heißhunger, Magenleiden
Nervliche Verfassung	Unentschlossenheit, Nackenkopfschmerz, Migräne mit klopfendem Kopfschmerz (vorwiegend rechts), nächtliche Krampfanfälle, »Einschlafen« der Gliedmaßen. Er ist nervös, leicht gereizt; geistige Arbeit strengt ihn an und verschlimmert die Beschwerden

ANWENDUNG DES MINERALSALZES

Einen Mangel an *Nr. 11* – Silicea kennzeichnen alle Zustände, die langsam und chronisch verlaufen und die mit Ernährungsstörungen einhergehen. Solche Menschen sind bei jedem Luftzug leicht erkältet, allgemein schwächlich und müssen sich oft hinlegen. Allgemein bewirkt der Mangel eine Verschlechterung der körperlichen Verfassung, Erschöpfung, Unterernährung und frühzeitige Alterung. Weiterhin hilft es bei

- Gereiztheit, Überempfindlichkeit, Gedächtnisschwäche,
- Schreckhaftigkeit, unruhigem Schlaf, der keine Erholung bringt,
- Kopfschmerzen, die am Hinterkopf, über den Augen oder in den Schläfen beginnen,

- Empfindlichkeit der Augen gegen direkt einfallendes Licht,
- Drüsenschwellungen, Verhärtungen, Vereiterungen,
- unreiner Haut, Fisteln, Furunkeln, Gerstenkörnern, Hautjucken,
- Arterienverkalkungen,
- Haarausfall, brüchigen und verkrüppelten Nägeln; alten Ergüssen (es hilft etwa bei Rippenfell-, Herzbeutel-, Bauchfell-, Gelenk- und Schleimbeutelergüssen, diese aufzusaugen),
- Karies,
- Knochenfisteln, -fraß, -hautentzündungen,
- übel riechenden Schweißabsonderungen,
- Verdauungsstörungen und eingeschränkter Tätigkeit des Mastdarms,
- Organverschiebung, Wanderniere, Organvorfällen (Prolaps).

ANWENDUNG DER SALBE
Nr. 11 – Silicea-Salbe wird eingesetzt bei

- Elastizitätsverlust der Sehnen oder des Binde- und Stützgewebes als Massagecreme,
- trockener Haut mit Faltenbildung als Nährcreme,
- Lymphabflussstörungen,
- Geschwülsten,
- Eiterungen (zum Ausreifen),
- nässenden Ekzemen an Händen und Füßen.

MANGELBEGÜNSTIGENDE FAKTOREN
Die Säure des Körpers bindet *Nr. 11* – Silicea. Daher wirken alle Säurebildner (Fleisch, Alkohol, Zucker usw.) mangelbegünstigend.

MONDPHASE
Empfohlene Mondphasen:
    abnehmender Mond, wenn etwas ausgeleitet werden soll
    zunehmender Mond zum Aufbau der Nerven

HOMÖOPATHISCHE VERGLEICHSMITTEL
Sulfur, Phosphorus, Graphites, Thuja

Nr. 12 – Calcium sulfuricum

Zur Reinigung, Katalysator

»Calcium sulf. als echte Hilfe
Gift aus deinem Körper schafft,
gibt ihm neue Energie
und steigert seine Abwehrkraft.«
(G. A. Ulmer)

Dr. Schüßler hat *Nr. 12* – Calcium sulfuricum wenig beschrieben, da, so die Ergebnisse von Schüßler *Nr. 9* – Natrium phosphoricum und *Nr. 11* – Silicea als fast vollständiger Ersatz angesehen werden können. Nach meiner Erfahrung ist es aber eines der wichtigsten Salze der Biochemie! Nach dem Tod von Dr. Schüßler ist das Mineral wieder in die Liste aufgenommen worden. Es gilt als Joker. Gibt man zusätzlich zu den über die Antlitzanalyse ermittelten Mineralen die *Nr. 12* – Calcium sulfuricum, so wird die Aufnahmebereitschaft des Körpers für die anderen Salze beschleunigt. Da die Wirkung des Biominerals sehr unterschiedlich ausfallen kann, empfehle ich dieses Mineral 2 bis 3 Tage allein für sich einzunehmen, um herauszufinden, ob es bei Ihnen anregend oder beruhigend wirkt. Nehmen Sie es dann entsprechend dieser Wirkung. Verspüren Sie keine Änderung, kann es mit den anderen Pastillen zusammen eingenommen werden.

Dieses Lebenssalz kommt vor allem in der Außenhaut von Leber, Herz, Milz und Gehirn vor, aber auch in der Galle, den Muskeln, Eierstöcken und Hoden. Es ist das geeignete Mittel zur Behandlung aller Eiterungsprozesse; es regt den Stoffwechsel an und unterstützt die Blutgerinnung. Man wendet

Nr. 12 – Calcium sulfuricum bei Abszessen; chronischen eitrigen Entzündungen der Nasennebenhöhlen; akutem und chronischem Rheumatismus und bei langwierigen Blasenerkrankungen an. Es ist dafür zuständig, dass die Flüssigkeit nicht zu rasch ins Gewebe ein- bzw. aus ihm austritt, da es nur bedingt Wasser aufnimmt und säurefest ist. Es ist also in allen Schleimhäuten enthalten (in Augen, Blase, Nase und Nebenhöhlen, Mund, Kehle, Speiseröhre, Magen, Darm usw.). Es kann auch bei verhärteten Drüsen wirkungsvoll sein.
Nr. 12 – Calcium sulfuricum

- hilft bei Gewebserschlaffungen,
- beseitigt Mattigkeitsgefühl,
- bringt Altes zur Ausscheidung.

WIRKUNG AUF SEELISCHER EBENE
Thema: *Lerne, mit der schöpferischen Kraft umzugehen, fördere deine Kreativität, und grenze dich nach außen ab.*

Nr. 12 – Calcium sulfuricum dient dem ausgewogenen Verhältnis von Eintritt und Austritt der Flüssigkeit aus Organen und Geweben. Auch bei diesem Salz ist Abgrenzung ein wichtiges Thema. Der Mensch ist aufgefordert, seine Kräfte (ebenso wie das Salz) an den richtigen Orten einzusetzen. Die Kräfte sollten nicht zerfließen und vergeudet werden. Wichtig ist auch hier das Vertrauen, beispielsweise in eine gute Zukunft. Hat man dieses Vertrauen, handelt man eher zielgerichtet. Man sieht die Schwierigkeiten des täglichen Lebens eher als Herausforderung seines Potenzials. Wird dieses Potenzial in seiner vollen Breite genutzt, ist der Erfolg so gut wie vorprogrammiert. Kreative Fähigkeiten wie Malen, Zeichnen, handwerkliche Tätigkeiten, Basteln oder Schreiben sind dabei nicht außer Acht zu lassen.
»Wochenlang stand man in den Startlöchern und keiner gab

den Schuss ab ...«; »Ich habe das Gefühl, ich muss etwas ändern, ich weiß jedoch nicht, was ...« – mit Äußerungen dieser Art kommen solche Patienten in meine Praxis.

Gerade für diese Situationen hat sich folgende 3-Wochen-Kur bewährt: 4 Tage lang je 6 Pastillen *Nr. 12* – Calcium sulfuricum, dann 3 Tage Pause. Das Ganze 3-mal wiederholen.

PSYCHISCHE MERKMALE

Eine Person mit einem hohen Mangel an *Nr. 12* – Calcium sulfuricum fühlt sich häufig unverstanden und zurückgesetzt, was zu verstärktem Genuss von Alkohol und Nikotin und erhöhter Aggressionsbereitschaft führt. Allgemeine Tendenz zur Abhängigkeit (auch von Menschen) und Sucht.

MERIDIANZUORDNUNG

Nr. 12 – Calcium sulfuricum ist dem Magenmeridian zugeordnet. In seiner ausgeglichenen Form steht dieser Meridian für Zufriedenheit. Ist der Magenmeridian nicht in Einklang, beherrschen »Ent-täuschung«, Gier und Ekel die Emotionen. Eine »Ent-täuschung« ist das *Ende* einer *Täuschung*, der man selbst erlegen ist. Enttäuschungen sind sehr eng an Erwartungen geknüpft. In meiner Praxis stoße ich immer wieder auf das Problem, dass die Erwartungshaltung – ob in einer Partnerschaft, im Berufsleben oder in der Kindererziehung, das Ende der Harmonie bedeutet. Hat man die wirkliche Bedeutung des Begriffes Ent-täuschung erfasst, ist der erste Schritt zur wahren Zufriedenheit schon getan. Wichtige Fragen zur Erkenntnis der Ent-täuschung lauten: »Worin bestand meine Täuschung? Was hatte ich erwartet, ohne dass darüber jemals gesprochen wurde? Worin bestehen Unterschiede zwischen der Wirklichkeit und meinen Wünschen?« – Wenn diese Fragen objektiv geklärt wurden, steht der Zufriedenheit meist nichts mehr im Weg.

Hat man eine Ent-täuschung erfahren, neigt man im Gegenzug oft zur Gier, z. B. in der Annahme, nicht mehr genug zu bekommen.

AFFIRMATIONEN
Ich gehe meinen Weg und nutze mein kreatives Potenzial.
Ich bin gelassen.
Ich bin zufrieden.

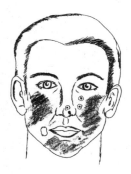

ANTLITZDIAGNOSE
Ein deutlicher Hinweis auf einen Mangel an *Nr. 12* – Calcium sulfuricum sind unreine Haut, Akne und Eiterpickel. Vermehrte Augenentzündungen mit eitrigen Ausscheidungen sind ebenfalls ein Hinweis darauf, dass dieses Biomineral fehlt. Die Färbungen reichen von alabasterfarben, gelblich bis schmutziggrau und ziehen sich über das ganze Gesicht. Häufig sind auch Alterspigmente ein Zeichen des Mangels.

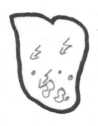

ZUNGENDIAGNOSE
Zunge und Lippen neigen bei einem Mangel an *Nr. 12* – Calcium sulfuricum zur Blasenbildung. An den Lippen gibt es ein Wundheitsgefühl. Vor allem am Zungenrand findet man schmerzhafte Geschwüre. Die Zunge selbst sieht im hinteren Bereich aus, als wäre sie mit getrocknetem Lehm überzogen. Der Geschmack wird mit sauer, bitter oder seifig beschrieben.

ABSONDERUNGEN

Die Absonderungen der Körperöffnungen bei Calcium-sulfuricum-Mangel zeigen sich als Krustenbildung und dickem gelbem Eiter. Sie sind borkig und wund machend. Ausschläge erscheinen klebrig und Schorf bildend.

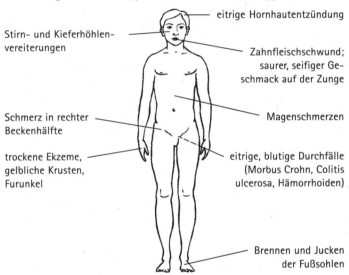

Hagerer, stiller Typ, mitunter besonders aggressiv

- eitrige Hornhautentzündung
- Stirn- und Kieferhöhlenvereiterungen
- Zahnfleischschwund; saurer, seifiger Geschmack auf der Zunge
- Schmerz in rechter Beckenhälfte
- Magenschmerzen
- trockene Ekzeme, gelbliche Krusten, Furunkel
- eitrige, blutige Durchfälle (Morbus Crohn, Colitis ulcerosa, Hämorrhoiden)
- Brennen und Jucken der Fußsohlen

DER CALCIUM-SULFURICUM-TYP

Ein Mensch dieses Typs ist anfällig für folgende Erscheinungs- und Krankheitsbilder:

Augen	eitrige Hornhautentzündungen
Ohren	Schwerhörigkeit mit Eiterabsonderungen aus dem Mittelohr, Katarrhe der eustachischen Röhre (Ohrtrompete)

Haut	Schnittwunden, Prellungen, eitrige Hautentzündungen; Neurodermitis (bei Kindern), Furunkulose; trockene Ekzeme mit gelben Absonderungen, Abszessbildung. Er hat schnell blaue Flecken (und deshalb auch häufig)
Atemwege	Stockschnupfen mit eitrigen Absonderungen, Fließschnupfen, Nasenscheidewand-Entzündungen, einseitige Absonderungen aus der Nase; Stirn- und Kieferhöhlenvereiterungen, eitrige Mandel- und Halsentzündungen mit Absonderungen; Husten mit eitrigem Auswurf, chronische Bronchitis
Verdauungstrakt	Verlangen nach anregenden Speisen und Getränken, Mundschleimhautentzündungen; Zahnfleischbluten und -schwund; Fisteln, wunde Lippeninnenseiten; seifiger Geschmack auf der Zunge; Schmerz in der Lebergegend mit anschließender Übelkeit; Hämorrhoiden, eitrige blutige Durchfälle *(Morbus Crohn, Colitis ulcerosa),* Durchfall nach Wetterwechsel
Nervliche Verfassung	Brennen und Jucken der Fußsohlen, Schwäche und Mattigkeit, Zuckungen der Glieder, Schlaflosigkeit

ANWENDUNG DES MINERALSALZES
Nr. 12 – Calcium sulfuricum wird eingesetzt bei

- Eiterungsprozessen mit dicken, gelben, klumpigen Absonderungen (zur Ausheilung),
- Hauterkrankungen wie Akne, Schuppenflechte *(Psoriasis)*, Abszessen, Pickeln, Rheuma, Gürtelrosen,

- Nagelbettvereiterungen,
- Allergien,
- Abneigungen gegen Fleisch, Kaffee, Milch,
- Verlangen nach alkoholischen und kalten Getränken; nach Saurem, Süßem, Most und Wein
- Blasen- und Nierenentzündungen,
- Drüsenverhärtungen,
- Leistenbruch, Nabelbruch,
- Unterleibsvereiterungen,
- Unfruchtbarkeit.

Und ergänzend zur ärztlichen Verordnung auch bei:

- Gonorrhoe, Syphilis im eitrigen Stadium,
- Tuberkulose im fortgeschrittenen Stadium,
- bakterieller Lungenentzündung.

ANWENDUNG DER SALBE
Nr. 12 – Calcium-sulfuricum-Salbe ist im Handel nicht erhältlich. Sie können sich jedoch die Pastillen zerreiben und in eine Creme- oder Salbengrundlage einrühren. Diese wird eingesetzt bei

- Nesselausschlag,
- Akne,
- Vereiterungen.

MANGELBEGÜNSTIGENDE FAKTOREN
Der Mangel des Biominerals *Nr. 12* – Calcium sulfuricum steigt in Situationen, die mit jeder Art von Abhängigkeiten zu tun haben. Dazu gehören auch emotionale Abhängigkeiten; natürlich zählen auch Alkohol und Nikotin zu den mangelbegünstigenden Faktoren.

MONDPHASE
Empfohlene Mondphase: abnehmender Mond

HOMÖOPATHISCHES VERGLEICHSMITTEL
Hepar sulfuris

Die biochemischen Salben auf den Reflexzonen

Wie die Salben auf und durch die Haut wirken, das wurde bereits im Kapitel »Mineralmangel – Diagnose und Behandlung« unter »Anwendung der Salben« beschrieben. Das Besondere bei der Anwendung der Salben auf den Reflexzonen besteht darin, dass Organe ganz gezielt unterstützt werden können, wenn man die Salben auf die entsprechenden Bereiche des Körpers aufträgt (s. Abb. »Die Segmente nach Dr. J. Gleditsch«).

Jedes Organ reagiert nun besonders gut auf ein bestimmtes Biomineral. Diese Eigenschaft kann genutzt werden, um z.B. die Wirkung der Salze günstig zu beeinflussen. Es ist zudem eine Alternative, die sich bewährt hat, wenn Patienten empfindlich auf den Milchzucker reagieren, der als Trägerstoff für die Biomineralien in Pastillenform verwendet wird. Wie im Kapitel »Die 12 Schüßler-Salze« unter »Meridianzuordnung« bereits beschrieben, kann jedes Biomineral speziellen Energieleitbahnen zugeordnet werden. Diese Tatsache kann man sich etwa über die Reflexzonen auf dem Rücken zunutze machen.

Haben Sie beispielsweise über die Antlitzdiagnose einen Mangel des Minerals *Nr. 9* – Natrium phosphoricum festgestellt (das ist das Salz, welches mit der Säureausscheidung in Verbindung steht; diese sollte über die Niere geschehen), können Sie die Salbe *Nr. 9* – Natrium phosphoricum auf die mit »Niere« gekennzeichneten Stellen auftragen, um dieses Organ anzuregen. Die Biominerale wirken, wie beschrieben, durch die Haut. Grundsätzlich können die Salben so verwendet werden. Hier jedoch einige spezielle Anwendungen:

Die Segmente nach Dr. J. Gleditsch

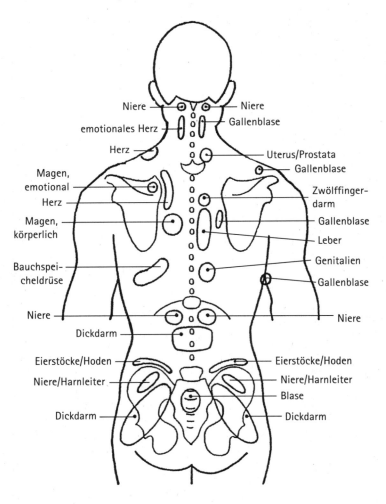

Segmentzonen und Somatotopie nach Dr. J. Gleditsch

Übersicht: SPEZIELLE ANWENDUNGEN	
Reflexzonen/Segmente	Salben
der Niere	grundsätzlich *Nr.* 9 – Natrium phosphoricum *Nr. 10* – Natrium sulfuricum
bei Nierensteinen/-gries	*Nr.* 1 – Calcium fluoratum *Nr.* 9 – Natrium phosphoricum *Nr. 11* – Silicea
im akuten Fall	zusätzlich *Nr.* 7 – Magnesium phosphoricum
bei Nierenstau	*Nr.* 9 – Natrium phosphoricum *Nr. 11* – Silicea
zur Stärkung der Niere	*Nr.* 8 – Natrium chloratum *Nr.* 9 – Natrium phosphoricum *Nr. 10* – Natrium sulfuricum
der Blase	*Nr.* 4 – Kalium chloratum
bei Entzündungen	*Nr.* 3 – Ferrum phosphoricum
der Galle	grundsätzlich *Nr. 10* – Natrium sulfuricum
bei Krämpfen	zusätzlich *Nr.* 7 – Magnesium phosphoricum
zur Anregung des Galleflusses	*Nr.* 9 – Natrium phosphoricum *Nr. 10* – Natrium sulfuricum
bei Gries/Steinbildung	*Nr.* 1 – Calcium fluoratum *Nr. 10* – Natrium sulfuricum
Leber	grundsätzlich *Nr.* 6 – Kalium sulfuricum *Nr. 10* – Natrium sulfuricum

Reflexzonen/Segmente	Salben
bei Entzündung	zusätzlich Nr. 3 – Ferrum phosphoricum
des Herzens	grundsätzlich Nr. 1 – Calcium fluoratum
bei Herzunruhe	zusätzlich Nr. 7 – Magnesium phosphoricum
bei Herzenge	Nr. 7 – Magnesium phosphoricum
bei emotionalem Herzschmerz	Nr. 1 – Calcium fluoratum Nr. 2 – Calcium phosphoricum Nr. 7 – Magnesium phosphoricum
der Bauchspeicheldrüse	Nr. 10 – Natrium sulfuricum
des Magens	grundsätzlich Nr. 4 – Kalium chloratum
bei nervösem Magen	zusätzlich Nr. 2 – Calcium phosphoricum Nr. 5 – Kalium phosphoricum
bei Krämpfen	Nr. 7 – Magnesium phosphoricum
bei Sodbrennen	zusätzlich Nr. 9 – Natrium phosphoricum
der Eierstöcke und Hoden	Nr. 2 – Calcium phosphoricum
bei Krämpfen	Nr. 7 – Magnesium phosphoricum
bei Ausfluss	Nr. 4 – Kalium chloratum
des Uterus und der Prostata	Nr. 4 – Kalium chloratum
bei Krämpfen	Nr. 7 – Magnesium phosphoricum
bei Ausfluss	Nr. 4 – Kalium chloratum
des Dickdarms	Nr. 4 – Kalium chloratum
bei Krämpfen	Nr. 7 – Magnesium phosphoricum

Reflexzonen/Segmente	Salben
bei Entzündung	*Nr. 3* – Ferrum phosphoricum
des Zwölffingerdarms	*Nr. 4* – Kalium chloratum
bei Krämpfen	*Nr. 7* – Magnesium phosphoricum
bei Entzündung	*Nr. 3* – Ferrum phosphoricum

Weitere Hinweise zur Verwendung der Salben finden Sie in Uwe Seiblers Buch *Biochemische Reflexzonen*. Über die Anwendung auf den Reflexzonen hinaus werden die Salben z. B. bei den in der folgenden Tabelle aufgelisteten Beschwerden eingesetzt, indem sie nach Bedarf, jedoch mindestens 2-mal täglich, auf die betreffende Stelle aufgetragen werden.

Übersicht: AUSGEWÄHLTE SYMPTOME	
Symptome	Salben
Afterjucken	*Nr. 2* – Calcium phosphoricum *Nr. 7* – Magnesium phosphoricum *Nr. 8* – Natrium chloratum
Akne	*Nr. 8* – Natrium chloratum *Nr. 9* – Natrium phosphoricum *Nr. 11* – Silicea
Bandscheibenbeschwerden	*Nr. 8* – Natrium chloratum
Beingeschwüre mit hartem Rand	*Nr. 1* – Calcium fluoratum *Nr. 10* – Natrium sulfuricum *Nr. 11* – Silicea
Bindegewebsschwäche	*Nr. 1* – Calcium fluoratum *Nr. 11* – Silicea
Bluterguss, bräunlich-grün	*Nr. 6* – Kalium sulfuricum

Symptome	Salben
Bluterguss, blau-rot	*Nr.* 1 – Calcium fluoratum *Nr.* 3 – Ferrum phosphoricum
Eiterpusteln	*Nr.* 11 – Silicea
Falten, schlaffe Haut	*Nr.* 11 – Silicea
Furunkel	*Nr.* 9 – Natrium phosphoricum *Nr.* 11 – Silicea *Nr.* 12 – Calcium sulfuricum
Geschwüre	*Nr.* 5 – Kalium phosphoricum
Gicht, akute	*Nr.* 3 – Ferrum phosphoricum
Gichtknoten	*Nr.* 9 – Natrium phosphoricum
Hämorrhoiden	*Nr.* 1 – Calcium fluoratum *Nr.* 2 – Calcium phosphoricum *Nr.* 7 – Magnesium phosphoricum *Nr.* 11 – Silicea
Herzkrämpfe	*Nr.* 1 – Calcium fluoratum *Nr.* 7 – Magnesium phosphoricum
Hexenschuss	*Nr.* 1 – Calcium fluoratum *Nr.* 3 – Ferrum phosphoricum *Nr.* 11 – Silicea
Hühneraugen	*Nr.* 9 – Natrium phosphoricum *Nr.* 10 – Natrium sulfuricum
Insektenstiche	*Nr.* 8 – Natrium chloratum *Nr.* 9 – Natrium phosphoricum
Ischialgie	*Nr.* 5 – Kalium phosphoricum *Nr.* 7 – Magnesium phosphoricum
Juckreiz	*Nr.* 6 – Kalium sulfuricum
Knochenheilung, Unterstützung	*Nr.* 2 – Calcium phosphoricum

Symptome	Salben
Kopfschmerzen mit Knirschen in der Halswirbelsäule	*Nr. 11* – Silicea
Krampfadern	*Nr. 1* – Calcium fluoratum (versetzt mit Beifußöl)
Lidrandentzündung	*Nr. 1* – Calcium fluoratum *Nr. 6* – Kalium sulfuricum
Lymphknotenverhärtung	*Nr. 1* – Calcium fluoratum
Milchschorf	*Nr. 2* – Calcium phosphoricum *Nr. 9* – Natrium phosphoricum *Nr. 10* – Natrium sulfuricum
Mitesser	*Nr. 9* – Natrium phosphoricum
Mumps	*Nr. 4* – Kalium chloratum *Nr. 11* – Silicea
Nackensteifheit	*Nr. 1* – Calcium fluoratum *Nr. 3* – Ferrum phosphoricum *Nr. 6* – Kalium sulfuricum *Nr. 11* – Silicea
nässendes Ekzem	*Nr. 10* – Natrium sulfuricum
Nesselausschlag	*Nr. 3* – Ferrum phosphoricum *Nr. 5* – Kalium phosphoricum *Nr. 10* – Natrium sulfuricum *Nr. 12* – Calcium sulfuricum
Psoriasis	*Nr. 3* – Ferrum phosphoricum *Nr. 4* – Kalium chloratum *Nr. 6* – Kalium sulfuricum *Nr. 7* – Magnesium phosphoricum
rheumatische Gelenkschwellung	*Nr. 9* – Natrium phosphoricum
rissige Haut	*Nr. 1* – Calcium fluoratum

Symptome	Salben
Schwangerschaftsstreifen, zur Vorbeugung	*Nr. 11* – Silicea
Sehnenscheidenentzündung	*Nr. 3* – Ferrum phosphoricum *Nr. 6* – Kalium sulfuricum *Nr. 11* – Silicea
trockene Haut	*Nr. 8* – Natrium chloratum
Überbein	*Nr. 1* – Calcium fluoratum (Langzeitbehandlung)
Verrenkung	*Nr. 3* – Ferrum phosphoricum *Nr. 4* – Kalium chloratum *Nr. 11* – Silicea
Wadenkrampf	*Nr. 7* – Magnesium phosphoricum
Wundliegen	*Nr. 3* – Ferrum phosphoricum
Zerrung	*Nr. 1* – Calcium fluoratum *Nr. 3* – Ferrum phosphoricum *Nr. 6* – Kalium sulfuricum

Zur praktischen Anwendung

Dosierung und Einnahme

Dr. Schüßler vertrat die Idee, dass es ausreiche, nur ein Mineralsalz zu geben – und zwar jenes, das dem jeweiligen Konstitutionstyp entspreche (s. Beschreibung des jeweiligen Mineraltyps im Kapitel »Die 12 Schüßler-Salze«, S. 43 ff.). Da heutzutage jedoch die Belastungen vielfacher Art sind und wir in der Zeit der industriellen Nahrungsvorbereitung zwar Lebensmittel zu uns nehmen, jedoch damit keine Nahrung erhalten, werden heute auch Kombinationen aus mehreren Biomineralien verordnet. Das Essen der heutigen Zeit erhält uns zwar am Leben, jedoch ist der Großteil der Bevölkerung trotz Übergewicht unterernährt, da den Lebensmitteln wichtige Nährstoffe fehlen. Aus diesem Grund verdienen die meisten Esswaren gar nicht die Bezeichnung »Nahrung«.

Die Biomineralien sollten nicht unmittelbar vor oder nach dem Essen zugeführt werden. Es ist nicht zu empfehlen, sie mit Getränken jeder Art hinunterzuspülen.

Ferner sollten die Mineralsalze nicht mit Metall in Berührung kommen (zum Umrühren nur einen Holz- oder Plastiklöffel verwenden und die Pastillen auf keinen Fall in Metalldosen legen). Wenn die Biomineralien in trockner, kühler, lichtgeschützter, geruchsfreier Umgebung aufbewahrt werden, ist die Haltbarkeit nahezu unbegrenzt.

Die biochemischen Mittel wirken harmonisierend auf den Organismus. Sie sind mit jeder Art anderer Medikamente und auch anderen Therapieformen bedenkenlos zu kombinieren. Grundsätzlich gibt es bei der Einnahme keine Regeln wie für die allopathischen Mittel (etwa: einzunehmen 3-mal täglich), da die Biomineralien die Zellen auf andere Art beeinflussen. Wie viele Pastillen der Salze eingenommen werden sollen, darüber gibt es sehr unterschiedliche Angaben. Je nachdem, ob die Autoren eine homöopathische Ausrichtung haben oder ob sie den biochemischen Gedanken des Auffüllens (der Substitution) verfolgen, variieren die Dosierungen. Die hier genannten Mengen sind Erfahrungswerte aus meiner Arbeit mit den Salzen. Insgesamt sind die Dosierungen heute höher als zu Dr. Schüßlers Zeiten, da die wachsenden Umweltbelastungen, falsche Ernährung und aufreibende Lebensgewohnheiten den Mangel begünstigen.

Grundsätzlich gilt:

- *Akute Zustände* sind derzeit hohe Mineralmängel, die kurzfristig viel Substanz verlangen. Eine große Schwäche ist ebenfalls ein akuter Zustand, der einen momentanen hohen Bedarf anzeigt, also hohe Gaben in kurzer Zeit fordert.
- *Chronische Zustände* sollten mit kleinen, aber häufigen Gaben behandelt werden. So setzt die Regeneration schneller ein und das Allgemeinbefinden bessert sich bald.
- *Vorbeugend* reichen üblicherweise 6 bis 9 Pastillen täglich.

Bei der Einnahme können mehrere Biomineralien kombiniert werden. Die einzelnen Bestandteile werden an die Stellen im Organismus befördert, wo die geringste Konzentration an Mineralsalzen herrscht bzw. der Bedarf am höchsten ist. Grundsätzlich sollten die Pastillen möglichst lange im Mund behalten werden, da sie bereits hier über die Schleimhaut vom Körper aufgenommen werden können und dort zu wirken beginnen.

- In *akuten Fällen* nimmt man alle 5 Minuten 1 bis 2 Pastillen, in chronischen Fällen 3- bis 6-mal täglich 1 bis 6 Pastillen.

- *Kinder* bis 6 Jahre lutschen bei chronischen Beschwerden täglich 1 Pastille pro Lebensjahr, von 7 bis 12 Jahren 7 bis 12 Pastillen täglich.
- Für *Säuglinge* kann eine Pastille zerrieben und vom Finger gelutscht oder in das Fläschchen gegeben werden, oder das Pulver wird dem Kind direkt auf die Zunge gelegt.

Die »Schrotschuss«-Methode

Die erste Möglichkeit ist die so genannte »Schrotschuss«-Methode. Je nach Ausprägung des Mangels werden hier die verschiedenen Salze zu einer Gesamt-Tagesdosis zusammengestellt: Geben Sie alle Pastillen in eine Dose (bitte *keine* Metalldosen verwenden!), und »knabbern« Sie die Ration über den Tag verteilt – die Dose muss am Abend leer sein. Diese Art der Einnahme geht über mehrere Tage; es erübrigt sich dabei, nach der Methode »3-mal täglich« vorzugehen.

Täglich das Salz wechseln

Sie können aber auch jeden Tag nur ein bestimmtes Salz nehmen und am nächsten Tag ein anderes. Dem Körper wird damit Gelegenheit gegeben, sich intensiv mit einem bestimmten Salz auseinander zu setzen. So können Sie die Reaktion auf das entsprechende Mineral genau beobachten. Es hat sich bewährt, die Mondphasen bei der Einnahme zu beachten (s. Kapitel »Die 12 Schüßler-Salze«, S. 43 ff., dort jeweils unter »Mondphase«). Mit dieser Methode, aber auch mit der Methode des Einschleichens sollte der stärkste Mangel zuerst behandelt werden, denn es gilt: Das Mineral, das den höchsten Mangel aufweist, ist für den Zustand Ihrer Gesundheit bestimmend.

Einschleichen

Bei besonders sensiblen Patienten kann man durch eine schleichende Zugabe die Wirkung der Lebenssalze beobachten. Das bedeutet:

- Man gibt 5 bis 7 Tage lang 1 bis 2 Pastillen täglich von einem Biomineral,
- im Anschluss 5 Tage lang bis zu 6 Pastillen,
- in der dritten Woche sollte die Schlussdosis für dieses eine Mineral (bis zu 25 Stück täglich) erreicht sein. Erst jetzt ist ein weiteres Salz zuzufügen, wobei man für das erste Salz die Schlussdosis beibehält.

Einnahmezeiten

Die Wirkung der Salze kann im homöopathischen Sinn unterstützt werden, indem man die Salze zu besonders günstigen Tageszeiten einnimmt. Diese Zeiten ergeben sich zum einen aus dem Wirkungsbereich der Salze, zum anderen spielt die körpereigene »Organuhr« eine Rolle. Jedes Organ und der zugeordnete Meridian haben eine feste Zeit, in der sie besonders aktiv sind – und das sind nur etwa 2 Stunden pro Tag. Wer beispielsweise nachts immer zu einer bestimmten Zeit wach wird, kann über die »Organuhr« einen Hinweis auf das für die Störung möglicherweise verantwortliche Organ bekommen.

In der folgenden Tabelle erhalten Sie einen Überblick über die günstigsten Einnahmezeiten der Mineralsalze.

Übersicht: EINNAHMEZEITEN	
Einnahmezeiten	Salz
06.00 – 17.00 Uhr	*Nr. 1* – Calcium fluoratum D12
08.00 – 11.00 Uhr und 15.00 – 19.00 Uhr	*Nr. 2* – Calcium phosphoricum D6
06.00 – 14.00 Uhr	*Nr. 12* – Calcium sulfuricum D6
06.00 – 09.00 Uhr und 15.00 – 17.00 Uhr	*Nr. 3* – Ferrum phosphoricum D12
06.00 – 23.00 Uhr	*Nr. 4* – Kalium chloratum D6
06.00 – 11.00 Uhr	*Nr. 5* – Kalium phosphoricum D6
16.00 – 23.00 Uhr	*Nr. 6* – Kalium sulfuricum D6
19.00 – 23.00 Uhr	*Nr. 7* – Magnesium phosphoricum D6
08.00 – 10.00 Uhr, 12.00 – 15.00 Uhr und 20.00 – 22.00 Uhr	*Nr. 8* – Natrium chloratum D6
06.00 – 23.00 Uhr	*Nr. 9* – Natrium phosphoricum D6
13.00 – 16.00 Uhr	*Nr. 10* – Natrium sulfuricum D6
06.00 – 23.00 Uhr	*Nr. 11* – Silicea D12

Die Organuhr

Sollten Beschwerden immer zur gleichen Uhrzeit auftreten – werden Sie etwa immer wieder in der Zeit zwischen 1 und 3 Uhr wach –, dann kann ein Blick auf die Organuhr helfen, einen Hinweis auf das Organsystem bzw. den Meridian zu erhalten, der sich zurzeit in einem schlechten Zustand befindet.

In der traditionellen chinesischen Medizin geht man davon aus, dass Gesundheitsstörungen immer auf Störungen des Energieflusses zurückzuführen sind. Schon seit langem ist bekannt, dass die Meridiane (Energieleitbahnen) zu bestimmten Zeiten besonders aktiv, zu anderen passiv sind. Die unten angegebenen Zeiten beschreiben die Aktivzeiten der Meridiane. Es handelt sich hierbei also um die Zeiten, in denen mehr Energie als sonst durch die betreffenden Organe fließt. Ist ein Organ geschwächt, wird der Energiefluss behindert, oder die Energie staut sich und das Organ macht sich durch stärkere Beschwerden bemerkbar.

Je nachdem, um welche Zeit Ihre Beschwerden auftreten (s. nachfolgende Übersicht »Die Organuhr« und welches Salz am besten wirkt, wenn es um eben diese Zeit eingenommen wird (s. vorangegangene Übersicht »Einnahmezeiten«), können Sie sich jetzt Ihren Mineralien-»Cocktail« zusammenstellen und wissen auch gleich, wann Sie die Pastillen am besten einnehmen.

Übersicht: DIE ORGANUHR		
Uhrzeit	gestörter Meridian	einzusetzende Mineralien
23.00 – 01.00	Gallenblase	Nr. 4 – Kalium chloratum Nr. 7 – Magnesium phosphoricum Nr. 10 – Natrium sulfuricum
01.00 – 03.00	Leber	Nr. 3 – Ferrum phosphoricum Nr. 6 – Kalium sulfuricum Nr. 10 – Natrium sulfuricum
03.00 – 05.00	Lunge	Nr. 2 – Calcium phosphoricum Nr. 4 – Kalium chloratum Nr. 11 – Silicea

Uhrzeit	gestörter Meridian	einzusetzende Mineralien
05.00 – 07.00	Dickdarm	*Nr. 3* – Ferrum phosphoricum *Nr. 4* – Kalium chloratum *Nr. 10* – Natrium sulfuricum
07.00 – 09.00	Magen	*Nr. 2* – Calcium phosphoricum *Nr. 3* – Ferrum phosphoricum *Nr. 4* – Kalium chloratum
09.00 – 11.00	Milz/Pankreas	*Nr. 5* – Kalium phosphoricum *Nr. 10* – Natrium sulfuricum *Nr. 11* – Silicea
11.00 – 13.00	Herz	*Nr. 1* – Calcium fluoratum *Nr. 2* – Calcium phosphoricum *Nr. 7* – Magnesium phosphoricum
13.00 – 15.00	Dünndarm	*Nr. 5* – Kalium phosphoricum D6 *Nr. 10* – Natrium sulfuricum D6
15.00 – 17.00	Blase	*Nr. 3* – Ferrum phosphoricum *Nr. 8* – Natrium chloratum
17.00 – 19.00	Nieren	*Nr. 4* – Kalium chloratum *Nr. 9* – Natrium phosphoricum *Nr. 10* – Natrium sulfuricum
19.00 – 21.00	Kreislauf	*Nr. 2* – Calcium phosphoricum *Nr. 3* – Ferrum phosphoricum *Nr. 5* – Kalium phosphoricum
21.00 – 23.00	Dreifach-erwärmer	*Nr. 2* – Calcium phosphoricum *Nr. 5* – Kalium phosphoricum

Was man außerdem wissen sollte

Erstreaktionen

Meist entstehen keine Reaktionen bei der ersten Einnahme der Salze. Eine so genannte »Erstverschlimmerung« oder »Erstreaktion« tritt auf, wenn eine Organfunktion durch den Mineralmangel für längere Zeit eingeschränkt war. Die Gabe der Salze verbessert die Funktion der Organe, doch es kann in den ersten Tagen der Einnahme zu Müdigkeit, Hautausschlägen oder springenden Schmerzen kommen. Das sind durchaus positive Reaktionen; sie zeigen an, dass der Organismus in Bewegung kommt. Schlacken und Giftstoffe werden dabei vermehrt aus den Zellen in den Organismus geschleust; das erhöht vorübergehend die Belastung des lymphatischen Systems, der Leber und der Nieren. Es ist sehr wichtig, dass während der Einnahme der Salze reichlich Wasser (am besten ohne Kohlensäure) getrunken wird: Das wiederum senkt die Konzentration der Schlacken, und der »Giftmüll« wird leichter abtransportiert. Sollte es zu einer so genannten »Erstverschlimmerung« gekommen sein, nehmen Sie vorübergehend die doppelte Menge der/des bislang eingenommenen Salze/s. Der Körper möchte gern reagieren, kann jedoch noch nicht so viel dazu beitragen, da ihm nicht genug Mineralien zur Verfügung stehen. Daher braucht er Unterstützung.

Zur Gesunderhaltung

Werden die Salze rein zur Gesunderhaltung – also ohne Mangelsymptome oder Erkrankung – angewandt, so sind die Mondphasen zu berücksichtigen:

- Bei *zunehmendem Mond* sollten Salze zugeführt werden, die aufbauend wirken: *Nr. 1* – Calcium fluoratum, *Nr. 2* – Calcium phosphoricum, *Nr. 3* – Ferrum phosphoricum, *Nr. 5* – Kalium phosphoricum und *Nr. 11* – Silicea;
- bei *abnehmendem Mond* stehen dann die Salze, die eine Entgiftungsfunktion übernehmen, zur Einnahme an: *Nr. 4* – Kalium chloratum, *Nr. 6* – Kalium sulfuricum, *Nr. 7* – Magnesium phosphoricum, *Nr. 8* – Natrium chloratum, *Nr. 9* – Natrium phosphoricum, *Nr. 10* – Natrium sulfuricum und *Nr. 12* – Calcium sulfuricum.

Bei Milchzuckerunverträglichkeit

Bei Milchzuckerunverträglichkeit hat sich die Einnahme der Pastillen in Wasser bewährt. Hierzu wird die erforderliche Menge in ein halbes Glas lauwarmes Wasser gegeben und nicht umgerührt! Nach einigen Minuten haben sich die Mineralstoffe im Wasser gelöst, und der Milchzucker bleibt größtenteils auf dem Boden des Glases zurück. Trinken Sie nun das Wasser ab. Eine andere Möglichkeit bei Unverträglichkeit von Milchzucker ist das »Einschleichen« (s. S. 150).

Kuren

Um Ihrer Gesundheit auf die Sprünge zu helfen, können Sie die Biomineralien auch kurmäßig anwenden. Diese »Kur nach Preimesberger und Thurn« dient der Unterstützung einer Fastenkur im Frühjahr oder der allgemeinen Blutreinigung:

jeweils 4 Tage		
vormittags	*Nr. 3* – Ferrum phosphoricum	3-mal 3 Pastillen
nachmittags	*Nr. 6* – Kalium sulfuricum	3-mal 3 Pastillen
zur Entgiftung 4 Tage fortfahren mit		
vormittags	*Nr. 9* – Natrium phosphoricum	3-mal 3 Pastillen
nachmittags	*Nr. 10* – Natrium sulfuricum	3-mal 3 Pastillen
und dann zur Zellregeneration 4 Tage weiter mit		
vormittags	*Nr. 2* – Calcium phosphoricum	3-mal 3 Pastillen
nachmittags	*Nr. 11* – Silicea	3-mal 3 Pastillen

Als »Wintermischung«, um die Immunabwehr zu stärken, empfiehlt Thurn, täglich je 5 Pastillen von

Nr. 3 – Ferrum phosphoricum
Nr. 5 – Kalium phosphoricum
Nr. 7 – Magnesium phosphoricum
Nr. 10 – Natrium sulfuricum

in ein Glas kochendes Wasser zu geben und das Ganze vor dem Frühstück langsam zu trinken. Um der »Winterdepression« zu entkommen, kann auch das Zusatzsalz *Nr. 15* – Kalium jodatum mit in die Mischung gegeben werden.

Zum allgemeinen Energieausgleich und zur Aktivierung empfehle ich:

morgens	*Nr. 2* – Calcium phosphoricum	10 Pastillen
vormittags	*Nr. 10* – Natrium sulfuricum	10 Pastillen
mittags	*Nr. 5* – Kalium phosphoricum	10 Pastillen
abends	*Nr. 7* – Magnesium phosphoricum	10 Pastillen

ISO-Bicomplex Heilmittel

ISO-Bicomplex Heilmittel sind Kombinationspräparate aus mehreren Lebenssalzen. Diese Mittel erleichtern dem Patienten die Einnahme und sind nicht nur aus Kostengründen empfehlenswert: Bei hohen Mängeln ergibt sich nach einiger Zeit eine »Einnahmemüdigkeit«. Hier können diese Mittel ihren Einsatz finden. Es gibt von der Firma *ISO* 30 Heilmittel, die ebenfalls durchnummeriert sind. In der Tabelle unten finden Sie eine Übersicht. Die Salze, welche grau markiert sind, sind im jeweiligen Präparat enthalten.

Übersicht: ISO-Bicomplex Heilmittel															
Schüßler-Salz	ISO-Bicomplexmittel 1 bis 15														
	1	2	3	4	5	6	7	8	9	10	11	12	13	14	15
Nr. 1 – Calcium fluoratum															
Nr. 2 – Calcium phosphoricum															
Nr. 3 – Ferrum phosphoricum															
Nr. 4 – Kalium chloratum															
Nr. 5 – Kalium phosphoricum															
Nr. 6 – Kalium sulfuricum															
Nr. 7 – Magnesium phosphoricum															
Nr. 8 – Natrium chloratum															
Nr. 9 – Natrium phosphoricum															
Nr. 10 – Natrium sulfuricum															
Nr. 11 – Silicea															

Schüßler-Salz	ISO-Bicomplexmittel 16 bis 30														
	16	17	18	19	20	21	22	23	24	25	26	27	28	29	30
Nr. 1 – Calcium fluoratum															
Nr. 2 – Calcium phosphoricum															
Nr. 3 – Ferrum phosphoricum															
Nr. 4 – Kalium chloratum															
Nr. 5 – Kalium phosphoricum															
Nr. 6 – Kalium sulfuricum															
Nr. 7 – Magnesium phosphoricum															
Nr. 8 – Natrium chloratum															
Nr. 9 – Natrium phosphoricum															
Nr. 10 – Natrium sulfuricum															
Nr. 11 – Silicea															

Nr. 12 – Calcium sulfuricum ist hier nicht aufgeführt, da die Kombination aus *Nr. 9* – Natrium phosphoricum und *Nr. 11* – Silicea eine ähnliche Wirkung hat.

Fallbeispiele aus der Praxis

WILHELM K., 48 JAHRE

Der Patient rief mich an einem Freitagmorgen an. Er habe einen Hexenschuss und könne sich nur in bestimmten Positionen halten. Er wolle aber am Wochenende eine Radtour machen, an der ihm viel liege.

Ich machte einen Hausbesuch bei ihm und vergewisserte mich zunächst, dass es wirklich »nur« ein Hexenschuss war. Nach der antlitzdiagnostischen Betrachtung verordnete ich die Salze *Nr. 3* – Ferrum phosphoricum und *Nr. 6* – Kalium sulfuricum in hoher Dosierung, zusätzlich in den nächsten drei Stunden zwei heiße Bäder mit je 30 Pastillen *Nr. 3* – Ferrum phosphoricum; zum Einreiben gab ich dem Patienten *Nr. 1* – Calcium fluoratum und *Nr. 11* – Silicea.

Bereits am späten Nachmittag rief er mich an und bedankte sich; er habe seine Bewegungsfreiheit wieder zurückerlangt. Ich riet ihm, *Nr. 3* – Ferrum phosphoricum und *Nr. 6* – Kalium sulfuricum auf die Radtour mitzunehmen – eine hervorragende »Muskelkater-Kombination«.

NATASHA B., 30 JAHRE

Als ich Natasha das erste Mal flüchtig sah, fiel mir ihr Lidschatten besonders auf. Ihr Gesicht hatte einen braunen Teint, und die Haut um die Augen war über dem Augenlid bis zum äußeren Augenwinkel in einem noch dunkleren Braun gefärbt. Im Verlauf des Gesprächs sagte ich ihr, dass ich die Zeichnung um ihre Augen besonders interessant fände. Sie klärte mich auf, dass dies kein Lidschatten sei, sondern dass sie immer solche dunklen Ringe um die Augen habe. Ich fragte nach einigen charakteristischen Symptomen, die den Kalium-sulfuricum-Mangel kennzeichnen. Sie bejahte alle. Zusätzlich klagte sie über immer wiederkehrende Krämpfe im Bauch: Der Arzt habe aber nichts finden können. Bei genauerer Betrachtung war der Kalium-sulfuricum-Mangel offensichtlich, zusätzlich wirkte sie müde und leicht grau – ein Indiz für den Mangel an *Nr. 5* – Kalium phosphoricum. Die Krämpfe erforderten *Nr. 7* – Magnesium phosphoricum, und zusätzlich gab der klassische milchweiße Streifen über der Nase und um die Augenbrauen einen Hinweis auf fehlendes *Nr. 2* – Calcium phosphoricum.

Natasha nahm als eine Art Kur die fehlenden Mineralsalze vier Wochen lang ein. Sie reagierte mit einer heftigen Erstverschlimmerung auf *Nr. 6* – Kalium sulfuricum, woraufhin wir für drei Tage die Dosierung auf fast das Doppelte erhöhten, bis die ausgeprägte Schläfrigkeit nachließ. Die Krämpfe wurden schnell seltener und waren nach vierwöchiger Einnahme so gut wie verschwunden. Natashas allgemeines Wohlbefinden und ihre Leistungskraft hatten sich deutlich gesteigert.

BRITTA L., 32 JAHRE

Britta kam in die Praxis, weil sie starke Gewichtsprobleme hatte. Sie konnte Schokolade einfach nicht liegen lassen und nahm sofort zu, wenn sie sich nicht kontrollierte.

Antlitzdiagnostisch zeigten sich starke Schatten um die Augen, die braune, bläulich weiße und rot-schwarze Färbungen aufwiesen. Bei der Anamnese ergaben sich regelmäßiger Alkoholkonsum und ein (angeblich) allergisches Asthma. Die Ernährung war wenig gesundheitsfördernd, bestand überwiegend aus Kantinenessen. Ich verordnete in diesem Fall hohe Dosen *Nr. 6* – Kalium sulfuricum und *Nr. 4* – Kalium chloratum und zusätzlich – weniger hochdosiert *Nr. 1* – Calcium fluoratum und *Nr. 3* – Ferrum phosphoricum.

Britta rief drei Tage nach Beginn der Einnahme an und berichtete, dass die Schatten noch dunkler seien und sie sehr, sehr müde sei. Wir erhöhten die Dosis von *Nr. 6* – Kalium sulfuricum, aber nur für drei Tage. Die Müdigkeit verschwand nach nur einem weiteren Tag, auch die dunklen Schatten wurden schnell heller. Seit der Einnahme der Salze traten keine Asthmaanfälle mehr auf. Aufgrund der starken Vorbelastung (durch regelmäßigen Alkoholkonsum) war eine 90-tägige Entgiftung dringend anzuraten, um den Organismus gründlich zu reinigen. Zusätzlich haben wir intensiv über richtige Ernährung gesprochen.

ELFRIEDE T., 73 JAHRE

Frau T. litt seit sieben Jahren an massiven Depressionen mit psychosomatischen Schmerzerscheinungen. Sie war während dieser Zeit mehrfach in der psychiatrischen Klinik gewesen. Dort hatte sie starke Psychopharmaka erhalten, sodass sie, nach ihren eigenen Aussagen, nur noch benebelt war und nicht mehr aktiv am Leben teilnehmen konnte. Ich verordnete ihr *Nr. 5* – Kalium phosphoricum, *Nr. 2* – Calcium phosphoricum und *Nr. 7* – Magnesium phosphoricum. Bei dieser Patientin war ich sehr vorsichtig mit der Dosierung. Sie sollte die Pastillen auf »einschleichende Weise« zu sich nehmen, um mögliche Reaktionen abzumildern und damit diese eindeutig einem bestimmten Salz zugeordnet werden konnten. Sie begann zunächst mit *Nr. 5* – Kalium phosphoricum; wenn es zu plötzlichen Schmerzattacken kam, hat sie 10 Pastillen in 1/8 Liter heißem Wasser aufgelöst und schluckweise getrunken. Auch hier habe ich zu einer Entgiftung als begleitende Maßnahme geraten, da der Organismus durch die jahrelange Einnahme starker Medikamente sehr belastet war. Zusätzlich wurde die Patientin mit energetischen Methoden gestärkt.
Bereits nach 5 Wochen begann sie selbstständig die Schlafmittel wie auch die Psychopharmaka langsam zu reduzieren. Dieser »ausschleichende Prozess«, bei dem die Medikamente

langsam reduziert und schließlich ganz abgesetzt wurden, war sehr wichtig, um Entzugserscheinungen zu vermeiden. Nach einer Behandlungszeit von 8 Monaten nahm die Patientin keine allopathischen, also schulmedizinischen Mittel mehr ein. Nach Bedarf nahm sie *Nr. 5* – Kalium phosphoricum, wenn sie merkte, dass sie wieder in eine niedergeschlagene Stimmung rutschte. Sie wurde wieder lebensfroh und nahm aktiv am Leben teil.

BARBARA R., 42 JAHRE

Frau R. kam wegen einer sehr stark ausgeprägten Skoliose. Sie war bereits als erwerbsunfähig aus dem Berufsleben ausgeschieden, weil sie große Probleme hatte. Frau R. vermittelte mit ihrer sehr schlanken und schmalen Figur den Gesamteindruck einer sehr zerbrechlichen Person; Brustkorb und der Rücken wiesen dabei starke Verformungen auf. Antlitzdiagnostisch zeigte sich ein hoher Mangel an *Nr. 11* – Silicea, *Nr. 1* – Calcium fluoratum, *Nr. 2* – Calcium phosphoricum und *Nr. 3* – Ferrum phosphoricum.

Nr. 1 – Calcium fluoratum und *Nr. 11* – Silicea verordnete ich sowohl in Salben- als auch in Pastillenform. Zusätzlich erhielt Frau R. Massagen und besuchte die Rückenschule. Nach zwei Monaten machte sich eine deutliche Aufrichtung der Wirbelsäule bemerkbar, aber auch die Muskulatur war durch *Nr. 2* – Calcium phosphoricum und *Nr. 3* – Ferrum phosphoricum aufgebaut worden, und die Wirbel rutschten nicht mehr bei jeder Drehung aus ihrer Position. Die Dosierung war zu Beginn als Kur höher angesetzt gewesen, später wurde sie zur Dauereinnahme reduziert.

KARL S., 62 JAHRE

Herr S. kam zu mir mit der Diagnose »Bronchialkrebs, nicht operabel«. Er hatte es am Tag zuvor erfahren, eine Chemotherapie war bereits angesetzt. In der Beratung schlug ich ihm vor, die Chemotherapie durchzuführen, sich jedoch begleitend behandeln zu lassen, um die Nebenwirkungen zu mildern. Er war einverstanden.

Wir begannen noch vor Beginn der Chemotherapie mit dem schleimhautbezogenen *Nr. 4* – Kalium chloratum in hoher Dosis. Aufgrund der Vorgeschichte ergab sich eine starke toxische Belastung: Herr S. war jahrzehntelang starker Raucher gewesen, hatte 30 Jahre lang in einer chemischen Reinigung gearbeitet und aß täglich ein bis zwei Tafeln Schokolade – ohne Gewichtszunahme. Die antlitzdiagnostischen Zeichen bestätigten die Belastung der Leber und der Lymphe. Ich verordnete deshalb zusätzlich *Nr. 6* – Kalium sulfuricum, *Nr. 9* – Natrium phosphoricum, *Nr. 10* – Natrium sulfuricum und *Nr. 11* – Silicea. Zur Stärkung der Psyche ergänzte ich das Ganze für 14 Tage durch *Nr. 5* – Kalium phosphoricum – auch für die Ehefrau, die ebenfalls sehr bedrückt war.

Die Chemotherapie ging zwar mit starker Müdigkeit einher, brachte aber nicht die üblichen Nebenwirkungen. Als sich zum Ende der Chemotherapie die Blutwerte verschlechterten, gab ich *Nr. 2* – Calcium phosphoricum und *Nr. 3* – Ferrum phosphoricum als Stoßtherapie hinzu.

Das Allgemeinbefinden wurde sehr schnell besser, die Schwellung der Lymphknoten ging zurück, und der Tumor war bereits nach Beendigung der ersten Folge der chemischen Behandlungen nicht mehr auf dem Röntgenbild nachzuweisen. Der Heißhunger auf Süßigkeiten war übrigens auch verschwunden.

Dieser Fall soll nicht den Eindruck erwecken, dass Schüßlers Lebenssalze Krebs heilen können. Sie wurden hier eingesetzt, um die anstehende Chemotherapie erträglich zu machen und den Körper so zu stärken, damit er von den chemischen Medikamenten nicht allzu sehr in Anspruch genommen wurde und noch ausreichend Energie für die Gesundung zur Verfügung hatte.

CHRIS H., 42 JAHRE

Herr H. hatte seit fünf Monaten keinen Geruchs- und Geschmackssinn mehr. Er hatte zu Anfang des Jahres eine schwere Erkältung mit einer Bronchitis gehabt, die konventionell mit Antibiotika behandelt worden war. Der Husten war seither nicht richtig verschwunden, und die Nase war zwar nicht verstopft, aber er näselte noch immer. Ihm entgingen all die lieblichen Düfte des Frühjahrs und des Sommers, doch am meisten störte ihn die Tatsache, dass er kein Essen und kein Getränk (Wein und Bier führte er hier an) unterscheiden konnte, weil er nichts schmeckte. Sein Gesicht zeigte große weiße Höfe um die Augen, einen leichten Ansatz eines Doppelkinns und Lachfältchen. Dies gab mir Aufschluss über die fehlenden Salze.

Ich verordnete ihm *Nr. 4* – Kalium chloratum, *Nr. 9* – Natrium phosphoricum und *Nr. 11* – Silicea in einer Dosis von 3-mal 15 Pastillen. Da es in seiner Familie viele Schulmediziner gab, war er sehr, sehr skeptisch. Er konnte kaum glauben, dass er 3-mal täglich 45 Pastillen zu sich nehmen sollte – ein Zweifel, den Patienten, für die diese Behandlung neu ist, häufig haben. Wenn sie sich jedoch darauf einlassen, erfahren sie schnell Besserung, und das ist es, was zählt.

Ich vereinbarte mit Herrn H., dass er die Salze zunächst vier Wochen lang nehmen solle. Er hatte schon so lange keinen Geruchssinn mehr, dass er nichts verlieren könne. Wenn die Salze nach vier Wochen keine Veränderung bewirkten, könne er sie immer noch absetzen und zur schulmedizinischen Behandlung zurückkehren.

Nach vier Tagen erhielt ich einen Anruf, dass er jetzt auf einem Ohr taub sei. Wir erhöhten die Silicea-Dosis auf 25 Pastillen; zusätzlich verordnete ich ein Nierenmittel. Der Ausscheidungsprozess war durch die Salze angeregt worden, aber die Nieren waren nicht auf diese Flut von Abbauprodukten vorbereitet. Sie mussten also zusätzlich unterstützt werden.

Nach einer weiteren Woche teilte mir Herr H. mit, dass er starke Gerüche bereits wahrnehmen konnte. Aber das Ohr sei immer noch taub. Ich empfahl ihm eine Belüftung des Ohrs durch die »Valsalva-Methode«: Die Nase wird zugehalten, und es wird, wie beim Naseputzen, Druck aufgebaut und für ein paar Sekunden gehalten. So entsteht ein Überdruck im Ohr hinter dem Trommelfell. Das Trommelfell wölbt sich nach außen und eventuell im Mittelohr vorhandene Flüssigkeit wird dadurch bewegt. Dies ist mindestens 20-mal pro Tag durchzuführen. Drei Tage später war die Taubheit beseitigt.

Ich traf Herrn H. noch einmal im Herbst. Mitten im Gespräch schnupperte er in die Luft und fragte mich, ob hier etwas schmore. Mir war nichts aufgefallen. Aber er behielt recht – als der Geruch intensiver wurde, nahm auch ich ihn wahr. Offensichtlich war sein Geruchssinn wieder vollständig hergestellt. Außerdem steht er alternativen Behandlungsweisen heute aufgeschlossener gegenüber.

Natürliches Vorkommen biochemischer Salze

Als Produkte der Natur sind die Mineralsalze auch in unseren Nahrungsmitteln und Heilpflanzen enthalten. Die üblichen Darreichungsformen, etwa als Pastillen, sind auf Milchzucker aufgebaut, doch hat die Erfahrung gezeigt, dass manche Menschen diesen Stoff nicht gut vertragen. Hier ist eine ausgewogene Ernährung, die dem bestehenden Mangel entgegenwirkt, oder eine gezielte Unterstützung der Therapie durch Heilpflanzen sehr hilfreich.

Im Folgenden finden Sie eine alphabetische Übersicht von Nahrungsmitteln und den darin enthaltenen Salzen. Im Anschluss folgt eine Übersicht über heimische Heilpflanzen und ihren Gehalt an Mineralsalzen. Sie sind am Wegesrand, auf Wiesen oder im eigenen Garten zu finden, können zumeist mühelos selbst geerntet und als Tee zubereitet werden. Die bereits fertig getrockneten Pflanzenteile sind auch in der Apotheke, im Reformhaus oder im Bioladen erhältlich. Wichtige Hinweise zur Ernte und Verwertung finden sich in vielen Büchern über Pflanzenheilkunde.

Übersicht: NAHRUNGSMITTEL UND IHR GEHALT AN MINERALSALZEN

Nahrungsmittel	Mineralsalze				
	Nr. 1 – Calcium fluoratum	Nr. 2 – Calcium phosphoricum	Nr. 3 – Ferrum phosphoricum	Nr. 4 – Kalium chloratum	Nr. 5 – Kalium phosphoricum
Äpfel				■	■
Blumenkohl				■	
Bohnen			■		
Brombeeren			■		■
Brunnenkresse					
Buchweizen			■		
Datteln					
Erbsen		■			
Erdbeeren			■		
Feigen					
Gerste		■			■
Grapefruit				■	■
Gurken					
Hafer		■			
Himbeeren		■			
Hirse					
Karotten					
Kartoffeln (mit Schale)					

	Mineralsalze						
	Nr. 6 – Kalium sulfuricum	*Nr. 7 – Magnesium phosphoricum*	*Nr. 8 – Natrium chloratum*	*Nr. 9 – Natrium phosphoricum*	*Nr. 10 – Natrium sulfuricum*	*Nr. 11 – Silicea*	*Nr. 12 – Calcium sulfuricum*
							■
	■	■	■	■	■	■	■
		■	■				
	■		■		■	■	■
		■	■	■			■
	■					■	
	■						
	■	■	■	■	■		■
	■				■		■
	■						
		■					
	■				■		
							■
		■	■	■			■

Nahrungsmittel	Mineralsalze				
	Nr. 1 – Calcium fluoratum	*Nr. 2 – Calcium phosphoricum*	*Nr. 3 – Ferrum phosphoricum*	*Nr. 4 – Kalium chloratum*	*Nr. 5 – Kalium phosphoricum*
Kastanien					
Kleie	■	■	■		
Knoblauch	■				
Kohl	■	■	■	■	■
Kokosnüsse				■	■
Kopfsalat		■	■	■	
Kresse					■
Linsen		■	■	■	■
Löwenzahn				■	■
Meerrettich					
Nüsse		■	■	■	■
Oliven				■	■
Orangen					
Petersilie					
Pflaumen	■		■		
Radieschen			■		
Rettich					
Rhabarber	■				
Roggen		■	■		

Mineralsalze						
Nr. 6 – Kalium sulfuricum	*Nr. 7 –* Magnesium phosphoricum	*Nr. 8 –* Natrium chloratum	*Nr. 9 –* Natrium phosphoricum	*Nr. 10 –* Natrium sulfuricum	*Nr. 11 –* Silicea	*Nr. 12 –* Calcium sulfuricum
	■					
						■
■	■	■	■	■	■	■
	■	■				
■		■		■	■	■
	■	■	■	■		
■					■	
■						
■	■	■	■	■		■
■				■		■
■						
	■					
■				■		
						■
	■	■	■			■

Nahrungsmittel	Mineralsalze				
	Nr. 1 – Calcium fluoratum	Nr. 2 – Calcium phosphoricum	Nr. 3 – Ferrum phosphoricum	Nr. 4 – Kalium chloratum	Nr. 5 – Kalium phosphoricum
Rosinen					
Rote Bete				■	■
Schw. Johannisbeeren		■			
Sellerie					
Sesamsamen					
Spargel			■	■	
Spinat	■	■	■		■
Sprossenkohl					
Tomaten					
Vollreis	■				
Weizen		■	■		
Weizenkleie					
Ziegenmilch					
Zitronen	■	■		■	■
Zwiebeln	■	■			

Mineralsalze						
Nr. 6 – Kalium sulfuricum	Nr. 7 – Magnesium phosphoricum	Nr. 8 – Natrium chloratum	Nr. 9 – Natrium phosphoricum	Nr. 10 – Natrium sulfuricum	Nr. 11 – Silicea	Nr. 12 – Calcium sulfuricum

Übersicht: Heimische Heilpflanzen und ihr Gehalt an Mineralsalzen

Pflanze	Verwendbare Pflanzenteile; Erntezeit; Verfahren	Enthaltene Mineralsalze, Nr.	Anwendung, Wirkung
Ackerschachtel- halm, Zinnkraut *Equisetum arvense*	ganze Pflanze, ohne Wurzel	1, 2, 3, 10, 11	Steinleiden, harntreibend
Stumpfblättriger Ampfer *Rumex obtusifolius*	Blätter, frischer Saft, getrockneter Wur- zelstock; Okt., Nov.	3	Durchfall, alle Krank- heiten, bei denen zur Unterstützung *Nr. 3* – Ferrum phosphoricum eingesetzt wird
Augentrost *Euphrasia officinalis*	ganze Pflanze; Juli bis Okt.; rasch trocknen	3, 4, 6	Augenentzün- dungen
Bach–Ehrenpreis *Veronica beccabunga*	blühende Spross- spitzen, frische oder getrocknete Blätter; zu Beginn der Blütezeit	6, 8, 9, 11	bei Hautgeschwü- ren, hautreinigend
Echter **Baldrian** *Valeriana officinalis*	frischer Wurzel- stock, Frucht, Blätter; sofort reinigen und an der Luft trocknen	2, 5, 7, 11	bei Nervosität und Schlaflosigkeit, beruhigend, entkrampfend
Gewöhnliches **Barbarakraut**, Winterkresse *Barbarea vulgaris*	frische Blätter oder Samen (im getrock- neten Zustand ver- liert die Pflanze ihre Wirkung)	8, 9, 11	Steinleiden, Gicht, harntreibend

Pflanze	Verwendbare Pflanzenteile; Erntezeit; Verfahren	Enthaltene Mineralsalze, Nr.	Anwendung, Wirkung
Immergrüne **Bärentraube** *Arctostaphylos uva-ursi*	Blätter; in der Sonne und an trockener Luft trocknen	3, 4, 9, 10	Blasenentzündung, harntreibend, die Nieren unterstützend
Beinwell *Symphytum officinale*	Wurzelstock, frisch oder getrocknet; Frühling oder Herbst; waschen, abkratzen, zerteilen, rasch trocknen	1, 3, 9, 11	Nierenentzündung, Hautgeschwüre, Verstauchung
Besenginster *Cytisus scoparius*	Blütenknospen, junge Zweige; Trocknung bei schwacher Hitze	5, 7	blutdrucksteigernd
Besenrauke *Descurainia sophia*	ganze Pflanze mit Ausnahme von Wurzel und Samen	3, 6	beschleunigt die Wundheilung
Große **Bibernelle** *Pimpinella major*	frische und getrocknete Wurzeln	3, 4, 9, 11	auswurffördernd
Große **Brennnessel** *Urtica dioica*	Blätter der jungen Pflanze, Stock und Wurzel	2, 3, 6, 8, 10, 11	Förderung der Mineralstoffaufnahme, blutreinigend
Echte **Brunnenkresse** *Nasturtium officinale*	ganze Pflanze, ohne Wurzel	3, 4, 6, 8, 11	in hohem Maße mineralzuführend

Pflanze	Verwendbare Pflanzenteile; Erntezeit; Verfahren	Enthaltene Mineralsalze, Nr.	Anwendung, Wirkung
Gemeiner **Erdrauch** *Fumaria officinalis*	blühende Pflanze; Mai bis Sept.	6, 8, 9, 10	blutreinigend, unterstützt Leber und Gallenblase
Esche *Fraxinus excelsior*	Samen, junge Blätter; Ende Juni; ohne Stiel trocknen	1, 3, 9, 11	Gicht, Harnstoff, Steinleiden
Espe *Populus tremula*	Rinde, frische Blätter	3, 4, 9 11	Blasenentzündung
Feldthymian *Thymus serpyllum*	blühende Sprossenspitzen	3, 4, 7	Bronchitis, schleimlösend
Feldulme *Ulmus campestris*	Rinde, Blätter	3, 4, 6, 8	Hautflechte, Durchfall
Echter **Fenchel** *Foeniculum vulgare*	frische Blätter, Früchte; September bis Oktober	3, 4, 6, 7	zur Unterstützung aller Erkrankungen
Gemeiner **Frauenmantel** *Alchemilla vulgaris*	ganze Pflanze ohne Wurzel; Juni bis August	1, 3, 6, 7, 10	*Diabetes mellitus*, Bindehautentzündung, Arteriosklerose
Gänseblümchen *Bellis perennis*	Blätter und Blüten	3, 4, 8, 9, 11	Furunkel, Bronchitis
Gänsefingerkraut *Potentilla anserina*	Blätter, Blüten, Wurzelstock	3, 5, 7	beruhigend, entkrampfend
Goldrute *Solidago virgaurea*	blühende Sprossspitzen, ganze Pflanze	3, 4, 10	Blasenentzündung, Nierenreizung

Pflanze	Verwendbare Pflanzenteile; Erntezeit; Verfahren	Enthaltene Mineralsalze, Nr.	Anwendung, Wirkung
Kriechender **Günsel** *Ajuga reptans*	ganze Pflanze, ohne Wurzel	3, 6, 11	Durchfall, Förderung der Mineralstoffaufnahme
Guter Heinrich *Chenopodium bonus-henricus*	ganze Pflanze; Mai bis August	2, 7, 8, 9, 11	Abszess, Anämie, Verstopfung
Hängebirke *Betula pendula*	Blätter, Knospen, Rinde, Saft; Juni bis September	1, 3, 4, 9, 10, 11	Gicht, Rheuma, Steinleiden, senkt den Cholesterinspiegel
Dorniger **Hauhechel** *Ononis spinosa*	Blätter, Blüte, Wurzel, Wurzelstock	3, 4, 8, 9, 10, 11	Angina, Blasenentzündung
Huflattich *Tussilago farfara*	Blätter, Blüten, Wurzeln, Saft, Filtrat	3, 4, 7, 8	Bronchitis, schleimlösend
Johanniskraut (Tüpfelkraut) *Hypericum perforatum*	Blätter, blühende Sprossspitzen	2, 7, 11	entkrampfend, beruhigend
Echte **Kamille** *Matricaria chamomilla*	Blütenköpfe	3, 7	entkrampfend, Magenschleimhaut schützend
Königsfarn *Osmunda regalis*	Blätter, Wurzelstock	2, 3, 4, 9	harntreibend
Königskerze *Verbascum thapsus*	Blätter, Blüten voll aufgeblüht	3, 4, 5, 7, 8, 11	Hautjucken, Entzündungen, blutreinigend

177

Pflanze	Verwendbare Pflanzenteile; Erntezeit; Verfahren	Enthaltene Mineralsalze, Nr.	Anwendung, Wirkung
Kornblume *Centaurea cyanus*	ganze Pflanze, Blüten; Juni bis August	3, 4, 6, 8, 9	Ödeme, Rheuma, harntreibend
Gemeines **Kreuzkraut** (Greiskraut) *Senecio vulgaris*	ganze Pflanze kurz vor dem Aufblühen der Knospen; Blätter, Saft ganzjährig	3, 4, 7, 9, 11	Nervosität, Durchfall, kreislaufstärkend
Echtes **Labkraut** (Herrgottsstroh) *Galium verum*	blühende Sprossspitzen; nur einige Wochen aufbewahren	6, 7, 9, 10	galle- und harntreibend, krampflösend
Liebstöckel (Maggikraut) *Levisticum officinale*	Wurzeln im Frühjahr; Früchte, Blätter im September	2, 6, 7, 8, 9	Migräne, Leber, harntreibend
Löwenzahn *Taraxacum officinale*	Wurzelstock, Blätter im Frühjahr, Saft im Herbst	6, 9, 10, 11	Gicht, entgiftend, galletreibend
Echtes **Lungenkraut** *Pulmonaria officinalis*	blühende Sprossspitzen, Rosettenblätter; Ende des Sommers	3, 4, 7, 11	Durchfall, Herzklopfen, auswurffördernd, harntreibend
Wilde **Malve** *Malva sylvestris*	Blätter, Wurzeln, Blüten (werden nach dem Trocknen blau)	1, 3, 4, 6, 7, 11	zur Unterstützung bei allen Erkrankungen, Asthma bronchiale, Bronchitis, baut Schleimhaut auf, bei Nervosität
Melisse (Zitronenmelisse) *Melissa officinalis*	beblätterte Triebe, Blätter	2, 6, 7	Anämie, Schwindel

Pflanze	Verwendbare Pflanzenteile; Erntezeit; Verfahren	Enthaltene Mineralsalze, Nr.	Anwendung, Wirkung
Mistel *Viscum album*	junge Blätter	2, 7	Arteriosklerose, blutdruckregulierend, krampflösend
Wilde **Möhre** *Daucus carota*	Wurzel im Spätsommer, frische Blätter, reife Früchte	6, 7, 8, 10	Förderung der Mineralstoffaufnahme, Blähungen, Juckreiz, Koliken
Gemeine **Nachtkerze** *Oenothera biennis*	Wurzel, Blätter	6, 7, 8	blutreinigend, krampflösend
Kleiner **Odermennig** *Agrimonia eupatoria*	blühende Sprossenspitzen, Blätter; Juni bis August	3, 4, 6, 10	entzündungshemmend
Gemeine **Pestwurz** *Petasites hybridus*	Blätter, Blüten, Wurzelstock	3, 6, 10	Gallenblasenreiz, Magenschleimhaut
Pfefferminze (Hausminze) *Mentha piperita*	Blätter, blühende Triebe; Juli bis Oktober	6, 7, 9, 10	Koliken, Magenverstimmung, Verdauungsstörungen
Gemeine **Quecke** *Agropyron repens*	Saft der ganzen Pflanze, Wurzelstock; April, Mai, Sept. bis Okt.; nicht lange aufbewahren	3, 4, 10, 11	Blasenentzündungen, Nierenunterstützung, Steinleiden
Rainfarn *Chrysanthemum vulgare*	blühende Sprossspitzen und Samen	3, 7, 10	Wurmmittel
Gemeiner **Rainkohl** *Lapsana communis*	Blätter, Milchsaft	2, 6, 10	*Diabetes mellitus*, Leberunterstützung

179

Pflanze	Verwendbare Pflanzenteile; Erntezeit; Verfahren	Enthaltene Mineralsalze, Nr.	Anwendung, Wirkung
Ruprechtskraut (Storchschnabel) *Geranium robertianum*	Pflanze ohne Wurzel	3, 4, 10	*Diabetes mellitus*, krampflösend
Salbei (Gartensalbei) *Salvia officinalis*	Blätter vor der Blüte, blühende Sprossspitzen	3, 5, 7, 9, 10, 11	Asthma, Halsentzündung, Nachtschweiß, gereizte Schleimhäute
Gemeine **Schafgarbe** *Achillea millefolium*	blühende Sprossspitzen, Blätter, Früchtchen; Juni bis September	4, 6, 7, 9	Juckreiz, blutreinigend
Schlüsselblume *Primula veris*	Blüten mit Kelch, Blätter, Wurzelstock; Winter	1, 2, 3, 4, 7, 11	Koliken, fiebersenkend, harntreibend
Großes **Schöllkraut** *Chelidonium majus*	Blätter, Wurzelstock, Wurzeln	2, 6, 7, 9, 10	krampflösend, galletreibend
Silberweide (Weißweide) *Salix alba*	Rinde, Blätter, Kätzchen	2, 3, 7	beruhigend, krampflösend, antirheumatisch, fiebersenkend
Rundblättriger **Sonnentau** *Drosera rotundifolia*	oberirdische Teile, frisch oder getrocknet	3, 4, 5, 7	fiebersenkend, hustenlindernd, krampflösend
Sumpfvergissmeinnicht *Myosotis palustris*	blühende Sprossenspitzen	3, 4, 5	entzündungshemmend

Pflanze	Verwendbare Pflanzenteile; Erntezeit; Verfahren	Enthaltene Mineralsalze, Nr.	Anwendung, Wirkung
Weiße **Taubnessel** *Lamium album*	Blüten, blühende Sprossenspitzen, Blätter	3, 4, 6, 8	entzündungshemmend, blutreinigend
Tausendgüldenkraut *Centaurium*	blühende Pflanze	3, 6, 7, 10	Durchfall, Magenverstimmung, galletreibend, blutreinigend
Gemeiner **Tüpfelfarn** *Polypodium vulgare*	getrockneter Wurzelstock	3, 6, 10	auswurffördernd, wurm- und galletreibend
Vogelknöterich *Polygonum aviculare*	ganze Pflanze, frischer Saft	6, 9, 10, 11	Gicht, Steinleiden, *Diabetes mellitus*
Vogelmiere *Stellaria media*	frische oder getrocknete Pflanze, frischer Saft	2, 3, 6, 8	Förderung der Mineralstoffaufnahme, Anämie, Juckreiz, harntreibend
Wald–Ehrenpreis (Echter Ehrenpreis) *Veronica officinalis*	Blätter, blühende Sprossspitzen	3, 4, 6, 10	Entgiftung der Leber und der Nieren, Bronchitis
Wegerich (Breitwegerich) *Plantago major*	ganze Pflanze, frischer Saft	3, 4, 6, 8, 10	Bronchitis, blutreinigend, harntreibend
Wegwarte *Cichorium intybus*	Blätter vor der Blüte	3, 5, 6, 8, 10	*Diabetes mellitus*, harn- und galletreibend
Wermut *Artemisia absinthium*	junge Blätter, blühende Sprossspitzen	6, 7, 10	magenwirksam

181

Pflanze	Verwendbare Pflanzenteile; Erntezeit; Verfahren	Enthaltene Mineralsalze, Nr.	Anwendung, Wirkung
Winterlinde *Tilia cordata*	junge Blütenstände, Rinde, Saft, Holz	2, 3, 5, 6, 11	fiebersenkend, schweißtreibend
Ziest-Arten Stachys sylvatica	blühende Sprossspitzen	4, 7, 11	Krämpfe, Wechseljahre

Symptome und Erkrankungen – Eine alphabetische Übersicht

Dieses Verzeichnis soll nicht dazu verleiten, bei Symptomen oder Krankheiten selbst zu experimentieren. **Es wird dringend empfohlen, einen Heilpraktiker oder Arzt aufzusuchen und die Ursachen abzuklären!** Ziehen Sie bei jedem Symptom, das von starker Schwäche, erhöhtem Puls und/oder starken Schmerzen begleitet wird, ärztliche Hilfe hinzu. Alle Symptome, die länger als drei Tage unverändert bestehen, sollten dem Heilkundigen ebenfalls mitgeteilt werden. Erst danach kann der Gesundungsprozess durch die Mineralien beschleunigt und unterstützt werden. Die biochemischen Salze nach Dr. Schüßler bieten die Möglichkeit, eine Gesundung von innen heraus zu fördern und dabei nicht nur das Symptom zu beseitigen.

Grundsätzlich kann ich aus meiner Praxiserfahrung sagen, dass zu einer wirklichen Gesundung immer eine grundlegende Entgiftung gehört. Dieser Prozess kann mit Mineralsalzen wirksam unterstützt werden. Nachfolgend finden Sie eine Auflistung von Krankheiten und Symptomen in alphabetischer Reihenfolge mit den Behandlungsmöglichkeiten der biochemischen Heilweise nach Dr. Schüßler und ergänzend anzuwendenden Maßnahmen. Lesen Sie unter »Ergänzende Maßnahmen« »auch äußerlich« oder etwas Ähnliches ohne nähere Angaben, so ist das ein Hinweis darauf, dass hier auch die entsprechenden Salben zum Einsatz kommen.

Krankheiten und Symptome	Behandlung mit biochemischen Salzen	Ergänzende Maßnahmen
After Einrisse	*Nr. 1* – Calcium fluoratum im Wechsel mit *Nr. 11* – Silicea 3-mal täglich je 2 Pastillen	Auch äußerlich
Einrisse durch harten Stuhl	*Nr. 8* – Natrium chloratum 3-mal 4 Pastillen	
wund	*Nr. 9* – Natrium phosphoricum 3-mal 3 Pastillen	Auf Ernährung achten! Auch äußerlich mit Sitzbädern und Salben
Akne grundsätzlich	*Nr. 3* – Ferrum phosphoricum *Nr. 4* – Kalium chloratum *Nr. 8* – Natrium chloratum *Nr. 9* – Natrium phosphoricum im täglichen Wechsel 3-mal 3 Pastillen	Auf Ernährung achten!
mit Entzündungen	zusätzlich *Nr. 3* – Ferrum phosphoricum *Nr. 11* – Silicea *Nr. 12* – Calcium sulfuricum 2-mal je 3 Pastillen	Auf Ernährung achten!
Pubertätsakne	*Nr. 12* – Calcium sulfuricum 3-mal 3 Pastillen	Äußerlich *Nr. 9* – Natrium phosphoricum *Nr. 11* – Silicea-Salbe
Aphthen (Mundschleimhautentzündungen)	*Nr. 3* – Ferrum phosphoricum alle 15 Minuten 1 Pastille	
bei Belägen mit hellrotem Rand	*Nr. 5* – Kalium phosphoricum stündlich 1 Pastille	

Krankheiten und Symptome	Behandlung mit biochemischen Salzen	Ergänzende Maßnahmen
bei weiß-grauem Belag auf den Schleimhäuten	*Nr. 4* – Kalium chloratum 3-mal 3 Pastillen	
Bläschen in den Mundwinkeln oder am Zungenrand	*Nr. 8* – Natrium chloratum *Nr. 12* – Calcium sulfuricum 3-mal 3 Pastillen	
Alkoholbelastung	*Nr. 4* – Kalium chloratum *Nr. 6* – Kalium sulfuricum *Nr. 10* – Natrium sulfuricum 4-mal je 6 Pastillen	Seelische Ursachen bearbeiten
Alkoholentwöhnung	*Nr. 7* – Magnesium phosphoricum *Nr. 8* – Natrium chloratum *Nr. 10* – Natrium sulfuricum *Nr. 12* – Calcium sulfuricum 3-mal je 4 Pastillen	Psychologische Betreuung, Blütenessenzen
Allergien	*Nr. 2* – Calcium phosphoricum *Nr. 3* – Ferrum phosphoricum *Nr. 4* – Kalium chloratum *Nr. 6* – Kalium sulfuricum *Nr. 8* – Natrium chloratum *Nr. 10* – Natrium sulfuricum je 2 Salze im täglichen Wechsel 3-mal je 3 Pastillen	Ernährung umstellen, Entgiftung und Ausleitung
Amalgambelastung	*Nr. 8* – Natrium chloratum *Nr. 9* – Natrium phosphoricum *Nr. 10* – Natrium sulfuricum 3-mal je 3 Pastillen im täglichen Wechsel mit *Nr. 11* – Silicea	Zur Ausleitung zusätzlich fachkundige Beratung hinzuziehen; Chlorella und Bärlauch haben sich als ergänzende Präparate bewährt

Krankheiten und Symptome	Behandlung mit biochemischen Salzen	Ergänzende Maßnahmen
Anämie (Mangel an roten Blutkörperchen)	*Nr. 2* – Calcium phosphoricum *Nr. 3* – Ferrum phosphoricum *Nr. 5* – Kalium phosphoricum *Nr. 8* – Natrium chloratum 3-mal je 4 Pastillen	Ernährungsweise prüfen, Ursachen abklären lassen
Angina (eitrige Mandel-entzündung), zu Beginn der Beschwerden	*Nr. 3* – Ferrum phosphoricum *Nr. 4* – Kalium chloratum stündlich je 3 Pastillen; *Nr. 9* – Natrium phosphoricum *Nr. 11* – Silicea 4-mal je 3 Pastillen täglich	**Heilkundigen zu Rate ziehen wegen Komplikationsgefahr!** Gurgeln mit Salbeitee
Angstzustände allgemein	*Nr. 5* – Kalium phosphoricum 5-mal täglich 2 Pastillen	Auch die Nieren einbeziehen, Blüten-essenzen anwen-den
bei Luftmangel	*Nr. 6* – Kalium sulfuricum 4-mal 2 Pastillen	
bei Verände-rungen	*Nr. 1* – Calcium fluoratum *Nr. 2* – Calcium phosphoricum *Nr. 11* – Silicea 3-mal je 2 Pastillen	
durch Enge	*Nr. 2* – Calcium phosphoricum 4-mal 3 Pastillen	
Appetit fehlend	*Nr. 2* – Calcium phosphoricum *Nr. 4* – Kalium chloratum *Nr. 6* – Kalium sulfuricum 3-mal je 2 Pastillen täglich	Sanierung der Darmschleimhaut, Vitaminzufuhr, Blütenessenzen
übermäßig	*Nr. 2* – Calcium phosphoricum 3-mal 3 Pastillen täglich	

Krankheiten und Symptome	Behandlung mit biochemischen Salzen	Ergänzende Maßnahmen
Arbeitsfähigkeit morgendliche Anlaufschwierig- keiten	*Nr. 5* – Kalium phosphoricum *Nr. 6* – Kalium sulfuricum *Nr. 9* – Natrium phosphoricum *Nr. 11* – Silicea eine Woche lang 4-mal je 2 Pastillen, dann 2-mal je 2 Pastillen	
nur mit Kaffee und Zigarette	*Nr. 7* – Magnesium phos- phoricum	
Arterien- verkalkung grundsätzlich	*Nr. 1* – Calcium fluoratum *Nr. 9* – Natrium phosphoricum *Nr. 11* – Silicea	
zur Vorbeugung	*Nr. 9* – Natrium phosphoricum 3-mal je 4 Pastillen	
Arthrose	*Nr. 1* – Calcium fluoratum *Nr. 11* – Silicea 3-mal je 3 Pastillen, dazu im täglichen Wechsel *Nr. 2* – Calcium phosphoricum *Nr. 8* – Natrium chloratum *Nr. 9* – Natrium phosphoricum 3-mal je 3 Pastillen	Säurearme Ernährung
Asthma (Bronchial- asthma)	*Nr. 5* – Kalium phosphoricum	Ernährung umstellen, psychische Ursachen finden und behan- deln, Allergiefakto- ren ausschließen
bei schwer lös- lichem Schleim (auch bei akuten Anfällen)	*Nr. 4* – Kalium chloratum alle 15 Minuten 2 Pastillen	

187

Krankheiten und Symptome	Behandlung mit biochemischen Salzen	Ergänzende Maßnahmen
Anfälle am Abend oder in der Nacht oder nach Mahlzeiten	nach dem Anfall *Nr. 6* – Kalium sulfuricum im Wechsel mit *Nr. 5* – Kalium phosphoricum und *Nr. 7* – Magnesium phosphoricum stündlich je 2 Pastillen	
bei akuten Anfällen und Nervosität	*Nr. 2* – Calcium phosphoricum *Nr. 7* – Magnesium phosphoricum alle 5 Minuten je 1 Pastille im Wechsel, anschließend alle 2 Stunden 2 Pastillen	
Aufstoßen bringt keine Erleichterung, verursacht Leibschmerzen	*Nr. 7* – Magnesium phosphoricum 4-mal täglich 1 Pastille	
bitter	*Nr. 10* – Natrium sulfuricum 4-mal täglich 2 Pastillen	
mit Brennen in der Speiseröhre	*Nr. 9* – Natrium phosphoricum im Wechsel mit *Nr. 3* – Ferrum phosphoricum 4-mal täglich je 2 Pastillen	
sauer, nach fettem Essen	*Nr. 9* – Natrium phosphoricum 4-mal täglich 1 Pastille	Nahrung richtig kauen und eine Ernährungsumstellung in Betracht ziehen
Augen Augäpfel gelb-grün	*Nr. 7* – Magnesium phosphoricum *Nr. 10* – Natrium sulfuricum 2-mal je 2 Pastillen täglich	**Augenleiden grundsätzlich mit Arzt abklären!**

Krankheiten und Symptome	Behandlung mit biochemischen Salzen	Ergänzende Maßnahmen
Augen verklebt (honiggelb)	*Nr. 9* – Natrium phosphoricum *Nr. 11* – Silicea 3-mal je 5 Pastillen täglich	
Augenbrennen in beheizten Räumen	*Nr. 1* – Calcium fluoratum *Nr. 8* – Natrium chloratum *Nr. 11* – Silicea 3-mal je 3 Pastillen	
Augenüberdruck	*Nr. 10* – Natrium sulfuricum 3-mal 4 Pastillen	
im Freien tränende Augen	*Nr. 7* – Magnesium phos- phoricum *Nr. 8* – Natrium chloratum *Nr. 11* – Silicea 3-mal je 3 Pastillen	
Doppeltsehen	*Nr. 1* – Calcium fluoratum *Nr. 7* – Magnesium phos- phoricum *Nr. 9* – Natrium phosphoricum 3-mal je 4 Pastillen	
Funkensehen	*Nr. 7* – Magnesium phos- phoricum *Nr. 9* – Natrium phosphoricum *Nr. 10* – Natrium sulfuricum *Nr. 11* – Silicea eine Woche lang 3-mal je 3 Pastillen täglich, dann im täglichen Wechsel	
»Mückensehen«	*Nr. 9* – Natrium phosphoricum *Nr. 11* – Silicea 4-mal je 2 Pastillen im täglichen Wechsel	

Krankheiten und Symptome	Behandlung mit biochemischen Salzen	Ergänzende Maßnahmen
Grauer Star	*Nr. 1* – Calcium fluoratum *Nr. 11* – Silicea 3-mal je 2 Pastillen im täglichen Wechsel mit *Nr. 4* – Kalium chloratum *Nr. 8* – Natrium chloratum *Nr. 9* – Natrium phosphoricum 3-mal je 3 Pastillen	
Sandkorngefühl	*Nr. 8* – Natrium chloratum 3-mal 3 Pastillen	
Sehen strengt an	*Nr. 5* – Kalium phosphoricum *Nr. 11* – Silicea 4-mal je 3 Pastillen	
Augenlid Entzündung	*Nr. 3* – Ferrum phosphoricum *Nr. 12* – Calcium sulfuricum 4-mal je 3 Pastillen, zusätzlich im täglichen Wechsel *Nr. 4* – Kalium chloratum *Nr. 9* – Natrium phosphoricum 4-mal je 2 Pastillen	Auch äußerlich
Rötung	*Nr. 3* – Ferrum phosphoricum *Nr. 4* – Kalium chloratum *Nr. 8* – Natrium chloratum 3-mal je 3 Pastillen	Auch äußerlich
Zuckungen	*Nr. 2* – Calcium phosphoricum 4-mal 3 Pastillen; *Nr. 7* – Magnesium phos- phoricum *Nr. 11* – Silicea 3-mal je 3 Pastillen	

Krankheiten und Symptome	Behandlung mit biochemischen Salzen	Ergänzende Maßnahmen
Ausleitung grundsätzlich	*Nr. 6* – Kalium sulfuricum *Nr. 8* – Natrium chloratum *Nr. 9* – Natrium phosphoricum *Nr. 10* – Natrium sulfuricum *Nr. 11* – Silicea 3-mal je 3 Pastillen	Ausleitungen sollten während der abnehmenden Mondphase beginnen und jeweils zu den Jahreszeitwechseln. Auf die Ernährung achten, Gift- und Säurezufuhr einschränken
bei Giftstoffbelastung oder starken Medikamenten (z. B. Impfungen oder Narkosen)	*Nr. 4* – Kalium chloratum *Nr. 8* – Natrium chloratum *Nr. 10* – Natrium sulfuricum zwei Wochen lang 2-mal je 5 Pastillen täglich, dann 2-mal je 3 Pastillen	
Bänder Erschlaffung	*Nr. 1* – Calcium fluoratum *Nr. 11* – Silicea 4-mal je 3 Pastillen	Auch äußerlich
schmerzend	*Nr. 1* – Calcium fluoratum *Nr. 9* – Natrium phosphoricum *Nr. 11* – Silicea 3-mal je 3 Pastillen	
Bandscheibenbeschwerden	*Nr. 1* – Calcium fluoratum im Wechsel mit *Nr. 11* – Silicea 3-mal 3 Pastillen, zusätzlich *Nr. 8* – Natrium chloratum 3-mal 4 Pastillen täglich	Zusätzlich Natriumchloratum-Salbe, Energieblockaden lösen

Krankheiten und Symptome	Behandlung mit biochemischen Salzen	Ergänzende Maßnahmen
zur Regeneration	*Nr. 1* – Calcium fluoratum *Nr. 2* – Calcium phosphoricum *Nr. 5* – Kalium chloratum *Nr. 8* – Natrium chloratum *Nr. 11* – Silicea 3-mal je 3 Pastillen	Natrium-chloratum-Salbe, Energieblockaden lösen
Beine offen	*Nr. 9* – Natrium phosphoricum *Nr. 10* – Natrium sulfuricum 3-mal je 4 Pastillen täglich; *Nr. 4* – Kalium chloratum *Nr. 11* – Silicea im täglichen Wechsel 3-mal 3 Pastillen *Nr. 12* – Calcium sulfuricum 3-mal 2 Pastillen	Abklärung durch Heilkundige
schwer	*Nr. 6* – Kalium sulfuricum 3-mal 3 Pastillen	
Besenreiser	*Nr. 1* – Calcium fluoratum *Nr. 4* – Kalium chloratum *Nr. 9* – Natrium phosphoricum *Nr. 11* – Silicea 2-mal je 3 Pastillen täglich	Auch äußerlich
Bettnässen grundsätzlich	*Nr. 10* – Natrium sulfuricum 3-mal 3 Pastillen	Schlafplatzentstörung, Blütenmittel
bei Husten	*Nr. 3* – Ferrum phosphoricum 4-mal 3 Pastillen	
bei kleinen Kindern	*Nr. 2* – Calcium phosphoricum *Nr. 10* – Natrium sulfuricum 3-mal je 2 Pastillen	

Krankheiten und Symptome	Behandlung mit biochemischen Salzen	Ergänzende Maßnahmen
im Alter	*Nr. 1* – Calcium fluoratum *Nr. 2* – Calcium phosphoricum 3-mal je 4 Pastillen im täglichen Wechsel	
Blähungen grundsätzlich	*Nr. 8* – Natrium chloratum *Nr. 10* – Natrium sulfuricum 4-mal je 2 Pastillen im täglichen Wechsel mit *Nr. 7* – Magnesium phos- phoricum *Nr. 9* – Natrium phosphoricum 3-mal je 3 Pastillen	Ernährung, Energiestau
mit Druckschmerz	zusätzlich *Nr. 6* – Kalium sulfuricum *Nr. 10* – Natrium sulfuricum 4-mal 3 Pastillen	
kolikartig	*Nr. 7* – Magnesium phos- phoricum	als »heiße Sieben« (s. S. 97) jede Minute einen kleinen Schluck trinken
Blasenleiden Anregung der Harnausscheidung	*Nr. 8* – Natrium chloratum *Nr. 10* – Natrium sulfuricum 3-mal je 3 Pastillen	Ausreichend Wasser trinken, zusätzlich die Nieren anregen, z. B. durch Nierentees
Blasenentzündung, grundsätzlich	*Nr. 3* – Ferrum phosphoricum *Nr. 4* – Kalium chloratum *Nr. 8* – Natrium chloratum *Nr. 9* – Natrium phosphoricum *Nr. 10* – Natrium sulfuricum im 30-minütigen Wechsel je 2 Pastillen	Partnerbeziehung überdenken

Krankheiten und Symptome	Behandlung mit biochemischen Salzen	Ergänzende Maßnahmen
Blasen-entzündung, chronisch	*Nr. 6* – Kalium sulfuricum *Nr. 11* – Silicea *Nr. 12* – Calcium sulfuricum 3-mal je 3 Pastillen	
Blasenkatarrh	*Nr. 3* – Ferrum phosphoricum *Nr. 7* – Magnesium phos- phoricum *Nr. 8* – Natrium chloratum stündlich je 1 Pastille	Schlafplatz entstören
Blasenkolik	*Nr. 2* – Calcium phosphoricum *Nr. 7* – Magnesium phos- phoricum 3-mal je 3 Pastillen	**Ärztliche Betreuung ist angezeigt!**
Blasenkolik, zur Vorbeugung	*Nr. 9* – Natrium phosphoricum *Nr. 11* – Silicea 2-mal je 2 Pastillen täglich	
Blasenschwäche	*Nr. 5* – Kalium phosphoricum *Nr. 9* – Natrium phosphoricum *Nr. 10* – Natrium sulfuricum 3-mal je 3 Pastillen	Beckenboden-training
Blasensteine Ausscheidung	*Nr. 5* – Kalium phosphoricum *Nr. 7* – Magnesium phos- phoricum *Nr. 9* – Natrium phosphoricum *Nr. 11* – Silicea 4-mal je 2 Pastillen, außerdem die »heiße Sieben« (s. S. 97)	
Reizblase	*Nr. 3* – Ferrum phosphoricum *Nr. 7* – Magnesium phos- phoricum *Nr. 9* – Natrium phosphoricum 4-mal je 3 Pastillen täglich	

Krankheiten und Symptome	Behandlung mit biochemischen Salzen	Ergänzende Maßnahmen
Schließmuskel-schwäche	*Nr. 1* – Calcium fluoratum *Nr. 3* – Ferrum phosphoricum *Nr. 5* – Kalium phosphoricum 3-mal je 3 Pastillen	
Blutdruck erhöht	*Nr. 2* – Calcium phosphoricum *Nr. 7* – Magnesium phos- phoricum 3-mal je 3 Pastillen	Psychischen Druck und Belastungssitu-ationen vermeiden, Ernährung umstellen
erhöht durch Arterien-verkalkung	*Nr. 1* – Calcium fluoratum *Nr. 2* – Calcium phosphoricum *Nr. 7* – Magnesium phos- phoricum *Nr. 8* – Natrium chloratum *Nr. 9* – Natrium phosphoricum *Nr. 11* – Silicea im täglichen Wechsel 3-mal je 3 Pastillen	
niedrig	*Nr. 5* – Kalium phosphoricum *Nr. 7* – Magnesium phos- phoricum *Nr. 8* – Natrium chloratum alle 2 Stunden je 2 Pastillen	
Bluterguss	*Nr. 3* – Ferrum phosphoricum *Nr. 4* – Kalium chloratum 4-mal je 3 Pastillen; *Nr. 1* – Calcium fluoratum *Nr. 11* – Silicea 3-mal je 3 Pastillen	Auch äußerlich
Brechdurchfall grundsätzlich	*Nr. 10* – Natrium sulfuricum stündlich 3 Pastillen	Ausreichend trinken

Krankheiten und Symptome	Behandlung mit biochemischen Salzen	Ergänzende Maßnahmen
mit Fieber unter 38,5 °C	*Nr. 3* – Ferrum phosphoricum alle 5 Minuten 1 Pastille	
mit Kolik	*Nr. 7* – Magnesium phosphoricum *Nr. 10* – Natrium sulfuricum alle 30 Minuten je 2 Pastillen	
Brusterschlaffung	*Nr. 1* – Calcium fluoratum *Nr. 11* – Silicea 5-mal 3 Pastillen täglich	Auch äußerlich
Brustwarzen rissig	*Nr. 1* – Calcium fluoratum 3-mal 3 Pastillen täglich	Auch äußerlich
wund	*Nr. 3* – Ferrum phosphoricum *Nr. 8* – Natrium chloratum 3-mal je 3 Pastillen täglich	Auch äußerlich
Cholesterin ausgleichen	*Nr. 7* – Magnesium phosphoricum	Ernährung umstellen
Darm Trägheit	*Nr. 3* – Ferrum phosphoricum *Nr. 4* – Kalium chloratum *Nr. 7* – Magnesium phosphoricum *Nr. 8* – Natrium chloratum *Nr. 10* – Natrium sulfuricum 2-mal je 2 Pastillen täglich	Ernährung umstellen
Geschwür	*Nr. 7* – Magnesium phosphoricum *Nr. 9* – Natrium phosphoricum *Nr. 11* – Silicea *Nr. 12* – Calcium sulfuricum 3-mal je 4 Pastillen täglich	**Unbedingt fachkundige Abklärung nötig!**

Krankheiten und Symptome	Behandlung mit biochemischen Salzen	Ergänzende Maßnahmen
Katarrh, grundsätzlich	*Nr. 3* – Ferrum phosphoricum *Nr. 4* – Kalium chloratum 3-mal je 4 Pastillen	
Katarrh mit Fieber unter 38,5 °C	*Nr. 3* – Ferrum phosphoricum *Nr. 4* – Kalium chloratum 3-mal je 4 Pastillen	
Katarrh mit Fieber über 38,5 °C	*Nr. 2* – Calcium phosphoricum *Nr. 5* – Kalium phosphoricum *Nr. 6* – Kalium sulfuricum *Nr. 8* – Natrium chloratum alle 10 Minuten je 2 Pastillen im Wechsel	
Katarrh nach fetten Speisen	*Nr. 9* – Natrium phosphoricum *Nr. 10* – Natrium sulfuricum 3-mal je 3 Pastillen	
Kolik / Krämpfe	*Nr. 7* – Magnesium phos- phoricum als »heiße Sieben« (s. S. 97)	Auch heiße Wickel
Denken strengt an	*Nr. 5* – Kalium phosphoricum *Nr. 11* – Silicea 3-mal je 5 Pastillen	
Umdenken fällt schwer	*Nr. 1* – Calcium fluoratum *Nr. 8* – Natrium chloratum 4-mal je 3 Pastillen	
Unfähigkeit	*Nr. 5* – Kalium phosphoricum *Nr. 8* – Natrium chloratum *Nr. 11* – Silicea 4-mal je 3 Pastillen	

Krankheiten und Symptome	Behandlung mit biochemischen Salzen	Ergänzende Maßnahmen
depressive Zustände	*Nr. 2* – Calcium phosphoricum *Nr. 5* – Kalium phosphoricum *Nr. 8* – Natrium chloratum 5-mal je 3 Pastillen	Energiestauungen lösen, Ernährung umstellen
Diabetes mellitus	*Nr. 7* – Magnesium phos- phoricum *Nr. 10* – Natrium sulfuricum 3-mal je 4 Pastillen	**Fachkundigen Rat einholen!**
Drüsen grundsätzlich	*Nr. 4* – Kalium chloratum *Nr. 7* – Magnesium phos- phoricum 4-mal je 3 Pastillen	
Entzündung	*Nr. 3* – Ferrum phosphoricum *Nr. 4* – Kalium chloratum 2-stündlich je 2 Pastillen	
Schwellung	*Nr. 4* – Kalium chloratum *Nr. 9* – Natrium phosphoricum *Nr. 11* – Silicea 4-mal je 3 Pastillen	
Durchfall grundsätzlich	*Nr. 3* – Ferrum phosphoricum *Nr. 8* – Natrium chloratum alle 15 Minuten je 2 Pastillen	Reichlich Wasser trinken, Einläufe machen, auf Ernährung achten
chronisch	*Nr. 8* – Natrium chloratum 4-mal 4 Pastillen täglich	Wenn der Durchfall mit Nachtschweiß und Gewichtsverlust einhergeht, unbedingt abklären lassen, ausreichend Flüssigkeit zuführen

Krankheiten und Symptome	Behandlung mit biochemischen Salzen	Ergänzende Maßnahmen
durch Übersäuerung	Nr. 9 – Natrium phosphoricum Nr. 10 – Natrium sulfuricum 4-mal 4 Pastillen täglich	
goldgelb	Nr. 9 – Natrium phosphoricum 4-mal 4 Pastillen täglich	
grün-gelb	Nr. 10 – Natrium sulfuricum 4-mal 4 Pastillen täglich	
mit Bauch-schmerz	zusätzlich Nr. 7 – Magnesium phos-phoricum als »heiße Sieben« (s. S. 97)	
mit unverdauten Speisen	Nr. 3 – Ferrum phosphoricum 4-mal 3 Pastillen täglich	
mit Verstopfung wechselnd	Nr. 10 – Natrium sulfuricum 3-mal 3 Pastillen	
stinkend, faulig	Nr. 5 – Kalium phosphoricum 4-mal 6 Pastillen	
Durst übermäßig	Nr. 10 – Natrium sulfuricum 3-mal 3 Pastillen zusätzlich	**Einen Arzt aufsuchen!**
unstillbar	Nr. 6 – Kalium sulfuricum Nr. 8 – Natrium chloratum 3-mal je 3 Pastillen	
Eisenmangel	Nr. 2 – Calcium phosphoricum Nr. 3 – Ferrum phosphoricum Nr. 5 – Kalium phosphoricum Nr. 8 – Natrium chloratum 3-mal je 3 Pastillen täglich	Ernährung prüfen, Ursache klären
Eiterungen bei offener Wunde	Nr. 12 – Calcium sulfuricum 3-mal 4 Pastillen täglich	Auch äußerlich

Krankheiten und Symptome	Behandlung mit biochemischen Salzen	Ergänzende Maßnahmen
Pickel	*Nr. 9* – Natrium phosphoricum *Nr. 11* – Silicea *Nr. 12* – Calcium sulfuricum 4-mal je 3 Pastillen täglich	Ernährung, grund-legende Entgiftung
Ekzeme	*Nr. 6* – Kalium sulfuricum 3-mal 6 Pastillen; *Nr. 11* – Silicea 3-mal 3 Pastillen täglich	Antlitzdiagnose, auch äußerlich
Elastizitäts-mangel	*Nr. 1* – Calcium fluoratum *Nr. 11* – Silicea 4-mal je 4 Pastillen täglich	Auch äußerlich
Elektrosmog-belastung	*Nr. 4* – Kalium chloratum *Nr. 7* – Magnesium phos-phoricum 3-mal je 3 Pastillen täglich	
Empfindlichkeit allgemein	*Nr. 6* – Kalium sulfuricum *Nr. 11* – Silicea 3-mal 3 Pastillen täglich	
bei Zugluft	*Nr. 8* – Natrium chloratum 3-mal 4 Pastillen täglich	
durch Feuchtigkeit	*Nr. 11* – Silicea 3-mal 3 Pastillen täglich	
gegen Lärm und Geräusche und/oder Licht	*Nr. 5* – Kalium phosphoricum *Nr. 8* – Natrium chloratum *Nr. 11* – Silicea 3-mal je 3 Pastillen täglich	

Krankheiten und Symptome	Behandlung mit biochemischen Salzen	Ergänzende Maßnahmen
Energiemangel	*Nr. 2* – Calcium phosphoricum *Nr. 5* – Kalium phosphoricum *Nr. 7* – Magnesium phosphoricum *Nr. 8* – Natrium chloratum je 10 Pastillen täglich, jeweils morgens, mittags, abends eine Sorte nehmen	Störfelder ausschalten
Entgiftung	*Nr. 4* – Kalium chloratum *Nr. 6* – Kalium sulfuricum *Nr. 8* – Natrium chloratum *Nr. 9* – Natrium phosphoricum *Nr. 10* – Natrium sulfuricum *Nr. 11* – Silicea 3-mal je 2 Pastillen täglich	Einläufe, Fastenkuren, ausreichend trinken, Ernährung ggf. umstellen
Entschlackung	*Nr. 3* – Ferrum phosphoricum *Nr. 6* – Kalium sulfuricum *Nr. 10* – Natrium sulfuricum *Nr. 11* – Silicea 3-mal je 2 Pastillen täglich	Einläufe, Fastenkuren, ausreichend trinken, Ernährung ggf. umstellen, evtl. zusätzliches ein heilpflanzliches Lymphmittel verwenden
Entzündung beginnend	*Nr. 3* – Ferrum phosphoricum *Nr. 9* – Natrium phosphoricum je 1 Pastille im 10-minütigen Abstand	Entschlackung
chronisch	*Nr. 6* – Kalium sulfuricum *Nr. 9* – Natrium phosphoricum *Nr. 12* – Calcium sulfuricum 3-mal je 2 Pastillen täglich	Gründliche Entgiftung, Ernährung umstellen
mit Hautabschuppungen	*Nr. 6* – Kalium sulfuricum 3-mal 4 Pastillen täglich	

Krankheiten und Symptome	Behandlung mit biochemischen Salzen	Ergänzende Maßnahmen
mit Schwellung	*Nr. 4* – Kalium chloratum 3-mal 4 Pastillen täglich	
Erbrechen mit Galle	*Nr. 3* – Ferrum phosphoricum *Nr. 7* – Magnesium phos- phoricum *Nr. 10* – Natrium sulfuricum alle 10 Minuten je 1 Pastille, bei Nachlassen der Symptome in größeren Zeitabständen	
mit saurer Flüssigkeit	*Nr. 9* – Natrium phosphoricum 3-mal 4 Pastillen täglich	
von Unverdautem	*Nr. 3* – Ferrum phosphoricum 4-mal 4 Pastillen täglich	
von Wasser	*Nr. 8* – Natrium chloratum 4-mal 4 Pastillen täglich	
Erkältung grundsätzlich	*Nr. 3* – Ferrum phosphoricum *Nr. 4* – Kalium chloratum *Nr. 8* – Natrium chloratum 5-mal je 4 Pastillen täglich	Bäder und Einläufe
abklingend	*Nr. 5* – Kalium phosphoricum *Nr. 6* – Kalium sulfuricum *Nr. 8* – Natrium chloratum 4-mal je 4 Pastillen täglich	
chronische	*Nr. 3* – Ferrum phosphoricum *Nr. 4* – Kalium chloratum *Nr. 6* – Kalium sulfuricum 3-mal je 4 Pastillen täglich	Ernährung prüfen, ggf. umstellen
zur Vorbeugung	*Nr. 3* – Ferrum phosphoricum 3-mal 3 Pastillen täglich	Sauna, Bäder, auf ausgewogene Er- nährung achten

Krankheiten und Symptome	Behandlung mit biochemischen Salzen	Ergänzende Maßnahmen
Ermüdung durch Sauerstoffmangel	*Nr. 3* – Ferrum phosphoricum *Nr. 6* – Kalium sulfuricum 3-mal je 4 Pastillen täglich	Ernährung, Lebensgewohnheiten umstellen, Bewegung verschaffen
durch Übersäuerung	*Nr. 9* – Natrium phosphoricum 4-mal 4 Pastillen täglich	Ernährung, Lebensgewohnheiten umstellen; Bewegung, Übersäuerungsempfehlungen beachten
Mental	*Nr. 5* – Kalium phosphoricum 3-mal 3 Pastillen täglich	Lebensgewohnheiten umstellen; Bewegung
Erschöpfung grundsätzlich	*Nr. 5* – Kalium phosphoricum *Nr. 8* – Natrium chloratum *Nr. 11* – Silicea 3-mal je 3 Pastillen täglich	Ernährung, Lebensgewohnheiten umstellen, Ursachen klären, Entspannungsmethoden einüben; Zusatzsalz *Nr. 22* – Calcium carbonicum
mit nervöser Unruhe	*Nr. 2* – Calcium phosphoricum *Nr. 7* – Magnesium phosphoricum 3-mal je 4 Pastillen täglich	
Erste Hilfe	Nr. 3 – Ferrum phosphoricum	Bei allen plötzlich auftretenden Störungen
Essstörungen Esssucht	*Nr. 7* – Magnesium phosphoricum 3-mal 3 Pastillen täglich	Evtl. psychologische Betreuung

Krankheiten und Symptome	Behandlung mit biochemischen Salzen	Ergänzende Maßnahmen
Heißhunger	*Nr. 9* – Natrium phosphoricum 3-mal 3 Pastillen täglich	
Völlegefühl nach dem Essen	*Nr. 3* – Ferrum phosphoricum *Nr. 6* – Kalium sulfuricum *Nr. 8* – Natrium chloratum 3-mal je 3 Pastillen täglich	
Faltenbildung	*Nr. 1* – Calcium fluoratum *Nr. 11* – Silicea 4-mal je 3 Pastillen täglich	Auch äußerlich
Fettleibigkeit	*Nr. 9* – Natrium phosphoricum 3-mal 4 Pastillen täglich	Ernährung umstellen
Fieber bis 38,5 °C	*Nr. 3* – Ferrum phosphoricum alle 5 Minuten 1 Pastille	
über 38,5 °C	*Nr. 5* – Kalium phosphoricum alle 5 Minuten 1 Pastille im Wechsel mit *Nr. 3* – Ferrum phosphoricum	
mit kalten Händen und Füßen	*Nr. 3* – Ferrum phosphoricum *Nr. 7* – Magnesium phos- phoricum *Nr. 8* – Natrium chloratum alle 30 Minuten je 2 Pastillen	
Flechten	*Nr. 2* – Calcium phosphoricum *Nr. 7* – Magnesium phos- phoricum *Nr. 8* – Natrium chloratum *Nr. 9* – Natrium phosphoricum *Nr. 11* – Silicea *Nr. 12* – Calcium sulfuricum in täglichem Wechsel 4-mal je 4 Pastillen	Auch äußerlich, Ernährung prüfen, Entgiftung

Krankheiten und Symptome	Behandlung mit biochemischen Salzen	Ergänzende Maßnahmen
Frösteln	*Nr. 3* – Ferrum phosphoricum 3-mal 4 Pastillen täglich	
Frühjahrs-müdigkeit	*Nr. 3* – Ferrum phosphoricum *Nr. 9* – Natrium phosphoricum *Nr. 10* – Natrium sulfuricum *Nr. 11* – Silicea 3-mal je 3 Pastillen täglich, zusätzlich *Nr. 6* – Kalium sulfuricum 3-mal 5 Pastillen	Entschlackungs-bäder
Furunkel	*Nr. 1* – Calcium fluoratum *Nr. 9* – Natrium phosphoricum *Nr. 11* – Silicea *Nr. 12* – Calcium sulfuricum 3-mal je 3 Pastillen täglich	Auch äußerlich
Füße feucht-kalt	*Nr. 8* – Natrium chloratum *Nr. 11* – Silicea 3-mal 3 Pastillen täglich	
geschwollen	*Nr. 8* – Natrium chloratum *Nr. 10* – Natrium sulfuricum 4-mal je 3 Pastillen täglich	
kalt	*Nr. 3* – Ferrum phosphoricum *Nr. 8* – Natrium chloratum 3-mal je 3 Pastillen täglich	Auch äußerlich, Bäder
wund gelaufen	*Nr. 3* – Ferrum phosphoricum *Nr. 8* – Natrium chloratum 4-mal je 3 Pastillen täglich	Auch äußerlich
Fußschweiß	*Nr. 9* – Natrium phosphoricum *Nr. 11* – Silicea 3-mal je 3 Pastillen täglich	Auch äußerlich, Fußbäder

Krankheiten und Symptome	Behandlung mit biochemischen Salzen	Ergänzende Maßnahmen
Fußsohlen, brennend	*Nr. 12* – Calcium sulfuricum 2-mal 3 Pastillen täglich	Auch äußerlich
Fußsohlen, stark juckend	*Nr. 6* – Kalium sulfuricum *Nr. 11* – Silicea 3-mal je 3 Pastillen täglich	Auch äußerlich
Gallenfluss	*Nr. 10* – Natrium sulfuricum 4-mal 3 Pastillen vor dem Essen	Ernährung prüfen, Leberwickel
Gallensteine Abbau	*Nr. 2* – Calcium phosphoricum *Nr. 7* – Magnesium phosphoricum 3-mal je 3 Pastillen täglich; *Nr. 9* – Natrium phosphoricum *Nr. 10* – Natrium sulfuricum *Nr. 11* – Silicea 3-mal je 4 Pastillen täglich	Ernährung prüfen, ggf. umstellen
Kolik	*Nr. 7* – Magnesium phosphoricum als »heiße Sieben« (s. S. 97)	**Heilkundige Betreuung ist angezeigt!**
Gastritis grundsätzlich	*Nr. 4* – Kalium chloratum *Nr. 8* – Natrium chloratum *Nr. 9* – Natrium phosphoricum 3-mal je 3 Pastillen täglich	Bewältigung der Konflikte, säurearme Kost
akut	*Nr. 3* – Ferrum phosphoricum *Nr. 7* – Magnesium phosphoricum alle 10 Minuten je 1 Pastille	
mit Durstgefühl	*Nr. 8* – Natrium chloratum 3-mal 3 Pastillen täglich	

Krankheiten und Symptome	Behandlung mit biochemischen Salzen	Ergänzende Maßnahmen
mit Kräfteverlust	*Nr. 5* – Kalium phosphoricum *Nr. 8* – Natrium chloratum 4-mal je 3 Pastillen täglich	
mit Säurebildung	*Nr. 9* – Natrium phosphoricum 4-mal 3 Pastillen täglich	
mit verstärktem Speichelfluss	*Nr. 8* – Natrium chloratum 3-mal 4 Pastillen täglich	
Geburt grundsätzlich zur Vorbereitung	*Nr. 7* – Magnesium phos- phoricum als »heiße Sieben« (s. S. 97)	Auch äußerlich
Erleichterung	*Nr. 5* – Kalium phosphoricum alle 15 Minuten 2 Pastillen	
Nachwehen	*Nr. 12* – Calcium sulfuricum *Nr. 2* – Calcium phosphoricum *Nr. 7* – Magnesium phos- phoricum alle 20 Minuten je 3 Pastillen	
Rückbildung der Gebärmutter	*Nr. 1* – Calcium fluoratum *Nr. 5* – Kalium phosphoricum *Nr. 7* – Magnesium phos- phoricum 8-mal alle 20 Minuten je 2 Pastillen, dann die Abstände vergrößern, anschließend *Nr. 1* – Calcium fluoratum *Nr. 3* – Ferrum phosphoricum vier Wochen lang 4-mal je 3 Pastillen täglich	Auch äußerlich

Krankheiten und Symptome	Behandlung mit biochemischen Salzen	Ergänzende Maßnahmen
Wehenschwäche	*Nr. 1* – Calcium fluoratum *Nr. 7* – Magnesium phosphoricum 3 Pastillen alle 10 Minuten	
Gedächtnis Ermüdung	*Nr. 5* – Kalium phosphoricum *Nr. 8* – Natrium chloratum *Nr. 11* – Silicea im akuten Zustand alle 10 Minuten je 3 Pastillen, dann 4-mal je 3 Pastillen täglich	Viel Bewegung, auf Ernährung achten
Gedächtnislücken	*Nr. 5* – Kalium phosphoricum *Nr. 8* – Natrium chloratum *Nr. 10* – Natrium sulfuricum *Nr. 11* – Silicea 3-mal je 3 Pastillen täglich	
Gedächtnisschwäche	*Nr. 2* – Calcium phosphoricum *Nr. 5* – Kalium phosphoricum *Nr. 8* – Natrium chloratum *Nr. 11* – Silicea 3-mal je 3 Pastillen täglich	
Gedächtnisverlust	*Nr. 5* – Kalium phosphoricum *Nr. 8* – Natrium chloratum 4-mal je 3 Pastillen täglich	
Gedankenberuhigung	*Nr. 2* – Calcium phosphoricum *Nr. 6* – Kalium sulfuricum *Nr. 7* – Magnesium phosphoricum *Nr. 8* – Natrium chloratum 3-mal je 4 Pastillen täglich	Entspannungstraining

Krankheiten und Symptome	Behandlung mit biochemischen Salzen	Ergänzende Maßnahmen
Gelbsucht grundsätzlich	*Nr. 6* – Kalium sulfuricum *Nr. 10* – Natrium sulfuricum *Nr. 11* – Silicea 3-mal je 3 Pastillen täglich	**Den Arzt aufsuchen!**
durch Übersäuerung	*Nr. 6* – Kalium sulfuricum *Nr. 10* – Natrium sulfuricum *Nr. 11* – Silicea, auch *Nr. 9* – Natrium phosphoricum 3-mal je 3 Pastillen täglich	Ernährung umstellen
mit Hautjucken	*Nr. 6* – Kalium sulfuricum *Nr. 7* – Magnesium phos- phoricum 4-mal je 3 Pastillen täglich	Entgiftung
Gelenke knackend	*Nr. 8* – Natrium chloratum *Nr. 10* – Natrium sulfuricum 3-mal je 3 Pastillen täglich	Entgiftung
steif	*Nr. 2* – Calcium phosphoricum *Nr. 8* – Natrium chloratum *Nr. 9* – Natrium phosphoricum *Nr. 11* – Silicea 3-mal je 3 Pastillen täglich	
Knorpelbildung	*Nr. 4* – Kalium chloratum *Nr. 8* – Natrium chloratum 3-mal je 3 Pastillen täglich	Auch äußerlich
Schlottergelenke	*Nr. 1* – Calcium fluoratum *Nr. 11* – Silicea 3-mal je 2 Pastillen täglich als Langzeiteinnahme	Auch äußerlich

Krankheiten und Symptome	Behandlung mit biochemischen Salzen	Ergänzende Maßnahmen
Gelenk-schwellung grundsätzlich	*Nr. 2* – Calcium phosphoricum *Nr. 4* – Kalium chloratum *Nr. 9* – Natrium phosphoricum *Nr. 10* – Natrium sulfuricum 3-mal je 3 Pastillen täglich	Auch äußerlich
entzündlich	*Nr. 3* – Ferrum phosphoricum *Nr. 4* – Kalium chloratum *Nr. 8* – Natrium chloratum 3-mal je 4 Pastillen täglich	Auch äußerlich
mit rheumatischen Beschwerden	*Nr. 3* – Ferrum phosphoricum *Nr. 8* – Natrium chloratum 3-mal je 3 Pastillen im täglichen Wechsel mit *Nr. 9* – Natrium phosphoricum *Nr. 11* – Silicea 4-mal je 3 Pastillen, außerdem *Nr. 12* – Calcium sulfuricum 3-mal 3 Pastillen	
Gemütszustände ängstlich	*Nr. 2* – Calcium phosphoricum *Nr. 7* – Magnesium phos-phoricum 2-mal je 3 Pastillen täglich	Blütenessenzen
depressiv, nieder-geschlagen, untröstlich	*Nr. 5* – Kalium phosphoricum 3-mal 3 Pastillen täglich	
gereizt, lebhaft	*Nr. 2* – Calcium phosphoricum *Nr. 9* – Natrium phosphoricum *Nr. 11* – Silicea 3-mal je 3 Pastillen täglich	

Krankheiten und Symptome	Behandlung mit biochemischen Salzen	Ergänzende Maßnahmen
schreckhaft	*Nr. 5* – Kalium phosphoricum *Nr. 8* – Natrium chloratum *Nr. 11* – Silicea 2-mal je 3 Pastillen täglich	
wechselhaft	*Nr. 5* – Kalium phosphoricum *Nr. 8* – Natrium chloratum 3-mal je 3 Pastillen täglich	
zurückhaltend, zaghaft	*Nr. 2* – Calcium phosphoricum 3-mal 3 Pastillen täglich	
innere Unruhe	*Nr. 2* – Calcium phosphoricum *Nr. 7* – Magnesium phos- phoricum 3-mal je 3 Pastillen täglich	
Gerstenkorn	*Nr. 1* – Calcium fluoratum *Nr. 5* – Kalium phosphoricum *Nr. 7* – Magnesium phos- phoricum *Nr. 11* – Silicea 3-mal je 3 Pastillen täglich	Auch äußerlich
Geruchssinn Verlust	*Nr. 4* – Kalium chloratum *Nr. 8* – Natrium chloratum 4-mal 3 Pastillen täglich	
Gicht	*Nr. 3* – Ferrum phosphoricum *Nr. 8* – Natrium chloratum *Nr. 12* – Calcium sulfuricum im täglichen Wechsel mit *Nr. 9* – Natrium phosphoricum *Nr. 10* – Natrium sulfuricum *Nr. 11* – Silicea jeweils 3 Pastillen 3-mal täglich	Auch äußerlich; Ernährung prüfen, ggf. umstellen!

Krankheiten und Symptome	Behandlung mit biochemischen Salzen	Ergänzende Maßnahmen
Gleichgültigkeit	*Nr. 5* – Kalium phosphoricum *Nr. 8* – Natrium chloratum *Nr. 10* – Natrium sulfuricum 3-mal je 4 Pastillen täglich	Energiearbeit, Blütenessenzen
Grippe grundsätzlich	*Nr. 3* – Ferrum phosphoricum *Nr. 4* – Kalium chloratum *Nr. 10* – Natrium sulfuricum zu Beginn alle 30 Minuten je 3 Pastillen, später Abstände vergrößern	Bettruhe
mit Fieber über 38,5 °C	zusätzlich *Nr. 5* – Kalium phosphoricum alle 5 Minuten 1 Pastille	
zur Vorbeugung	*Nr. 10* – Natrium sulfuricum 3-mal 4 Pastillen täglich	
Haare Ausfall	*Nr. 2* – Calcium phosphoricum *Nr. 3* – Ferrum phosphoricum *Nr. 5* – Kalium phosphoricum *Nr. 8* – Natrium chloratum *Nr. 11* – Silicea 2-mal je 5 Pastillen täglich	Evtl. Schilddrüse heilpflanzlich mitbehandeln, Ernährung umstellen, Entgiftung, Stressabbau
brüchig, gespalten	*Nr. 3* – Ferrum phosphoricum *Nr. 11* – Silicea 4-mal je 3 Pastillen täglich	
Schuppen, fettig	*Nr. 9* – Natrium phosphoricum 3-mal je 3 Pastillen täglich	
Schuppen, trocken	*Nr. 8* – Natrium chloratum 3-mal 3 Pastillen täglich	

Krankheiten und Symptome	Behandlung mit biochemischen Salzen	Ergänzende Maßnahmen
Hals Kitzeln	Nr. 3 – Ferrum phosphoricum Nr. 8 – Natrium chloratum Nr. 11 – Silicea alle 30 Minuten je 2 Pastillen, später Zeitabstand vergrößern	
Kloßgefühl	Nr. 7 – Magnesium phos- phoricum 3-mal 4 Pastillen	Schilddrüse mitbehandeln
Neigung zu Halsent- zündungen	Nr. 9 – Natrium phosphoricum Nr. 11 – Silicea 4-mal je 3 Pastillen täglich	
rau	Nr. 1 – Calcium fluoratum Nr. 3 – Ferrum phosphoricum Nr. 8 – Natrium chloratum 3-mal je 3 Pastillen täglich	
Schluck- beschwerden	Nr. 3 – Ferrum phosphoricum Nr. 4 – Kalium chloratum Nr. 10 – Natrium sulfuricum alle 10 Minuten je 1 Pastille	
Hämorrhoiden grundsätzlich	Nr. 1 – Calcium fluoratum Nr. 4 – Kalium chloratum 3-mal je 3 Pastillen im täglichen Wechsel mit Nr. 9 – Natrium phosphoricum Nr. 11 – Silicea	Auch äußerlich
ätzend, brennend	Nr. 1 – Calcium fluoratum 4-mal 3 Pastillen täglich	
blutend	Nr. 3 – Ferrum phosphoricum Nr. 4 – Kalium chloratum Nr. 5 – Kalium phosphoricum 3-mal je 3 Pastillen täglich	

Krankheiten und Symptome	Behandlung mit biochemischen Salzen	Ergänzende Maßnahmen
Hautpflege allgemein	*Nr. 1* – Calcium fluoratum *Nr. 4* – Kalium chloratum *Nr. 5* – Kalium phosphoricum *Nr. 6* – Kalium sulfuricum *Nr. 8* – Natrium chloratum *Nr. 11* – Silicea 2-mal je 1 Pastille täglich	Nach Antlitzdiagnose Salbenmischung zusammenstellen und auftragen
Sonnen-empfindlichkeit	*Nr. 2* – Calcium phosphoricum *Nr. 3* – Ferrum phosphoricum *Nr. 8* – Natrium chloratum *Nr. 9* – Natrium phosphoricum *Nr. 10* – Natrium sulfuricum 3-mal je 3 Pastillen täglich; vor der Sonnensaison mit Einnahme beginnen	Nach Sonnenein-strahlung Salben anwenden
Heiserkeit grundsätzlich	*Nr. 2* – Calcium phosphoricum *Nr. 7* – Magnesium phos-phoricum 3-mal je 3 Pastillen täglich	
bei Erkältung	*Nr. 1* – Calcium fluoratum *Nr. 3* – Ferrum phosphoricum *Nr. 4* – Kalium chloratum *Nr. 6* – Kalium sulfuricum *Nr. 9* – Natrium phosphoricum 3-mal je 2 Pastillen täglich	
mit belegter Stimme	*Nr. 9* – Natrium phosphoricum 3-mal 3 Pastillen täglich	
mit trockenem Husten	*Nr. 3* – Ferrum phosphoricum *Nr. 8* – Natrium chloratum 3-mal je 3 Pastillen täglich	

Krankheiten und Symptome	Behandlung mit biochemischen Salzen	Ergänzende Maßnahmen
nach Überanstrengung der Stimmbänder	*Nr. 3* – Ferrum phosphoricum *Nr. 5* – Kalium phosphoricum *Nr. 8* – Natrium chloratum *Nr. 11* – Silicea 3-mal je 3 Pastillen	
Heißhunger grundsätzlich	*Nr. 7* – Magnesium phosphoricum 3-mal 3 Pastillen täglich	
mit großem Durst	*Nr. 7* – Magnesium phosphoricum 3-mal 3 Pastillen täglich	
auf Gesalzenes	*Nr. 8* – Natrium chloratum 4-mal 3 Pastillen	
auf Pikantes	*Nr. 2* – Calcium phosphoricum 3-mal 3 Pastillen	
mit schneller Sättigung	*Nr. 8* – Natrium chloratum 3-mal 3 Pastillen täglich	
Herpes (Lippenbläschen)	*Nr. 1* – Calcium fluoratum *Nr. 8* – Natrium chloratum *Nr. 10* – Natrium sulfuricum *Nr. 11* – Silicea 3-mal je 3 Pastillen täglich	Auch äußerlich
Herz Herzinfarkt (zur Vorbeugung und zur Nachbehandlung)	*Nr. 1* – Calcium fluoratum *Nr. 3* – Ferrum phosphoricum *Nr. 5* – Kalium phosphoricum (nicht bei hohem Blutdruck) *Nr. 6* – Kalium sulfuricum *Nr. 7* – Magnesium phosphoricum 2-mal je 3 Pastillen täglich	*Nr. 1* – Calcium fluoratum *Nr. 5* – Kalium phosphoricum auch äußerlich anwenden sowie *Nr. 7* – Magnesium-phosphoricum-Salbe

Krankheiten und Symptome	Behandlung mit biochemischen Salzen	Ergänzende Maßnahmen
Herzklappenfehler (grundsätzlich)	*Nr. 1* – Calcium fluoratum 3-mal 3 Pastillen täglich	Auch äußerlich
Herzrasen, nervöses	*Nr. 2* – Calcium phosphoricum *Nr. 5* – Kalium phosphoricum im akuten Fall alle 5 Minuten je 1 Pastille, sonst 2-mal je 3 Pastillen täglich	
Herzrhythmus-störungen	*Nr. 2* – Calcium phosphoricum *Nr. 7* – Magnesium phos- phoricum *Nr. 8* – Natrium chloratum 3-mal je 3 Pastillen täglich	**Ärztlich abklären lassen!**
Herzstärkung	*Nr. 2* – Calcium phosphoricum *Nr. 5* – Kalium phosphoricum *Nr. 7* – Magnesium phos- phoricum 2-mal je 3 Pastillen täglich	
Herzunruhe	*Nr. 2* – Calcium phosphoricum 4-mal 3 Pastillen täglich	
zur Kräftigung	*Nr. 5* – Kalium phosphoricum 3-mal 3 Pastillen täglich	Auch äußerlich
zur Muskel-kräftigung	*Nr. 2* – Calcium phosphoricum 2-mal 3 Pastillen täglich	Auch äußerlich
Heuschnupfen akut	*Nr. 3* – Ferrum phosphoricum *Nr. 4* – Kalium chloratum *Nr. 8* – Natrium chloratum alle 30 Minuten je 2 Pastillen	
mit aufgedun-senem Gesicht	*Nr. 8* – Natrium chloratum *Nr. 10* – Natrium sulfuricum 4-mal je 3 Pastillen täglich	

Krankheiten und Symptome	Behandlung mit biochemischen Salzen	Ergänzende Maßnahmen
mit Niesreiz	*Nr. 7* – *Magn*esium phosphoricum 4-mal 3 Pastillen täglich	
zur Vorbeugung	*Nr. 2* – Calcium phosphoricum *Nr. 3* – Ferrum phosphoricum *Nr. 8* – Natrium chloratum 3-mal je 3 Pastillen täglich	
Hexenschuss grundsätzlich	*Nr. 2* – Calcium phosphoricum *Nr. 3* – Ferrum phosphoricum *Nr. 7* – Magnesium phosphoricum *Nr. 9* – Natrium phosphoricum *Nr. 11* – Silicea 2-mal je 3 Pastillen	Auch äußerlich, warme Wickel, Ernährung prüfen und ggf. umstellen
mit Schwellung	*Nr. 4* – Kalium chloratum 3-mal 3 Pastillen täglich	Vor allem äußerlich
mit Verstopfung	*Nr. 7* – Magnesium phosphoricum *Nr. 8* – Natrium chloratum *Nr. 10* – Natrium sulfuricum 3-mal je 3 Pastillen täglich	
Hornhaut Händen und Füßen	*Nr. 1* – Calcium fluoratum 4-mal 3 Pastillen täglich	Auch äußerlich
Hühneraugen	*Nr. 1* – Calcium fluoratum *Nr. 8* – Natrium chloratum *Nr. 11* – Silicea 3-mal je 3 Pastillen täglich	Auch äußerlich als Salben und in Fußbädern
Hungergefühl beim Fasten	*Nr. 3* – Ferrum phosphoricum *Nr. 4* – Kalium chloratum 3-mal je 3 Pastillen täglich	

Krankheiten und Symptome	Behandlung mit biochemischen Salzen	Ergänzende Maßnahmen
mit Durst	*Nr. 8* – Natrium chloratum 4-mal 3 Pastillen täglich	
nach dem Essen	*Nr. 5* – Kalium phosphoricum 3-mal 3 Pastillen täglich	
unstillbar	*Nr. 5* – Kalium phosphoricum *Nr. 7* – Magnesium phosphoricum *Nr. 8* – Natrium chloratum 3-mal je 3 Pastillen täglich	
Husten bellend	*Nr. 2* – Calcium phosphoricum 5-mal 3 Pastillen täglich	
krampfartig	*Nr. 2* – Calcium phosphoricum *Nr. 7* – Magnesium phosphoricum 5-mal je 2 Pastillen täglich	
stärker durch Sprechen und kalte Getränke	*Nr. 11* – Silicea 3-mal 3 Pastillen täglich	
trocken, ohne Auswurf	*Nr. 3* – Ferrum phosphoricum *Nr. 8* – Natrium chloratum 3-mal je 4 Pastillen täglich	
Impffolgen zur Vorbeugung	*Nr. 4* – Kalium chloratum *Nr. 9* – Natrium phosphoricum *Nr. 11* – Silicea 3-mal je 3 Pastillen täglich; drei Wochen vor Impfung beginnen	

Krankheiten und Symptome	Behandlung mit biochemischen Salzen	Ergänzende Maßnahmen
zur Nachbehandlung	*Nr. 4* – Kalium chloratum *Nr. 5* – Kalium phosphoricum *Nr. 8* – Natrium chloratum *Nr. 9* – Natrium phosphoricum *Nr. 11* – Silicea 4-mal je 3 Pastillen täglich	
Immunsystem stärken	*Nr. 1* – Calcium fluoratum *Nr. 3* – Ferrum phosphoricum *Nr. 6* – Kalium sulfuricum *Nr. 7* – Magnesium phosphoricum *Nr. 9* – Natrium phosphoricum *Nr. 10* – Natrium sulfuricum 3-mal je 3 Pastillen	Entgiftung, Entsäuerung, entschlackende Bäder, Bewegung an frischer Luft, Sauna
Inkontinenz	*Nr. 1* – Calcium fluoratum *Nr. 2* – Calcium phosphoricum 3-mal je 3 Pastillen im täglichen Wechsel mit *Nr. 5* – Kalium phosphoricum *Nr. 10* – Natrium sulfuricum	Zusätzliche Energiebehandlung, Beckenboden-gymnastik
Insektenstich grundsätzlich im Akutfall	*Nr. 3* – Ferrum phosphoricum *Nr. 8* – Natrium chloratum alle 5 Minuten 2 Pastillen	Auch äußerlich
Bienenstich	*Nr. 3* – Ferrum phosphoricum *Nr. 4* – Kalium chloratum alle 5 Minuten je 2 Pastillen	
mit Schwellung	*Nr. 4* – Kalium chloratum 3-mal 3 Pastillen	Auch äußerlich
Juckreiz grundsätzlich	*Nr. 6* – Kalium sulfuricum *Nr. 10* – Natrium sulfuricum 4-mal 3 Pastillen täglich	Auch äußerlich

Krankheiten und Symptome	Behandlung mit biochemischen Salzen	Ergänzende Maßnahmen
bei Übersäuerung	*Nr. 9* – Natrium phosphoricum *Nr. 11* – Silicea 3-mal je 3 Pastillen täglich	
mit Abschuppung	*Nr. 6* – Kalium sulfuricum *Nr. 10* – Natrium sulfuricum 3-mal je 3 Pastillen täglich	
Karies	*Nr. 1* – Calcium fluoratum *Nr. 2* – Calcium phosphoricum *Nr. 8* – Natrium chloratum *Nr. 11* – Silicea im täglichen Wechsel 3-mal je 3 Pastillen	Ernährung prüfen und ggf. umstellen, Darmsanierung
Kieferhöhlen-vereiterung	*Nr. 9* – Natrium phosphoricum *Nr. 11* – Silicea *Nr. 12* – Calcium sulfuricum 4-mal je 3 Pastillen täglich	Auch äußerlich **Arzt oder Heilpraktiker aufsuchen!**
Knochenbruch akut	*Nr. 1* – Calcium fluoratum *Nr. 2* – Calcium phosphoricum *Nr. 3* – Ferrum phosphoricum *Nr. 7* – Magnesium phos- phoricum 5-mal je 4 Pastillen täglich	**Arzt aufsuchen!**
mit Schwellung	zusätzlich *Nr. 4* – Kalium chloratum 3-mal 4 Pastillen täglich	
Pflege »alter« Brüche	*Nr. 7* – Magnesium phos- phoricum *Nr. 8* – Natrium chloratum *Nr. 9* – Natrium phosphoricum *Nr. 11* – Silicea 2-mal je 2 Pastillen täglich	

Krankheiten und Symptome	Behandlung mit biochemischen Salzen	Ergänzende Maßnahmen
Knorpel Aufbau	*Nr. 5* – Kalium phosphoricum *Nr. 8* – Natrium chloratum 3-mal je 3 Pastillen täglich	Auch äußerlich
Entzündung	*Nr. 1* – Calcium fluoratum *Nr. 3* – Ferrum phosphoricum *Nr. 8* – Natrium chloratum 4-mal je 4 Pastillen täglich	Auch äußerlich
Geschwulst	*Nr. 1* – Calcium fluoratum *Nr. 5* – Kalium phosphoricum *Nr. 9* – Natrium phosphoricum *Nr. 11* – Silicea 2-mal je 2 Pastillen täglich	Auch äußerlich
Schäden	*Nr. 8* – Natrium chloratum 3-mal 4 Pastillen täglich	
Konzentrations-mangel	*Nr. 3* – Ferrum phosphoricum *Nr. 5* – Kalium phosphoricum *Nr. 6* – Kalium sulfuricum *Nr. 8* – Natrium chloratum *Nr. 11* – Silicea 3-mal je 4 Pastillen täglich	
Kopfschmerz abends zunehmend	*Nr. 6* – Kalium sulfuricum 3-mal 3 Pastillen täglich	
an der Stirn beginnend, zum Hinterkopf ziehend	*Nr. 2* – Calcium phosphoricum gleich zu Beginn des Anfalls alle 5 Minuten 1 Pastille	
dumpf	*Nr. 6* – Kalium sulfuricum 3-mal 3 Pastillen täglich	

Krankheiten und Symptome	Behandlung mit biochemischen Salzen	Ergänzende Maßnahmen
einschießend, pochend	*Nr. 7* – Magnesium phos-phoricum während des Anfalls alle 5 Minuten 1 Pastille	
einseitig, migräneartig	*Nr. 7* – Magnesium phos-phoricum *Nr. 8* – Natrium chloratum während des Anfalls alle 5 Minuten je 1 Pastille	
mit Erbrechen von Galle	*Nr. 3* – Ferrum phosphoricum *Nr. 4* – Kalium chloratum *Nr. 7* – Magnesium phos-phoricum *Nr. 8* – Natrium chloratum *Nr. 10* – Natrium sulfuricum während des Anfalls alle 5 Minuten je 1 Pastille	
nach geistiger Überanstrengung	*Nr. 5* – Kalium phosphoricum *Nr. 8* – Natrium chloratum *Nr. 11* – Silicea alle 30 Minuten je 2 Pastillen	
im Hinterkopf beginnend, hämmernd	*Nr. 8* – Natrium chloratum *Nr. 11* – Silicea gleich zu Beginn des Anfalls alle 5 Minuten je 1 Pastille	
rasend	*Nr. 8* – Natrium chloratum während des Anfalls alle 5 Minuten 1 Pastille	
wandernd	*Nr. 7* – Magnesium phos-phoricum als »heiße Sieben« (s. S. 97)	

Krankheiten und Symptome	Behandlung mit biochemischen Salzen	Ergänzende Maßnahmen
Krampfadern grundsätzlich	*Nr. 1* – Calcium fluoratum *Nr. 4* – Kalium chloratum *Nr. 7* – Magnesium phosphoricum *Nr. 9* – Natrium phosphoricum *Nr. 11* – Silicea im täglichen Wechsel 4-mal je 3 Pastillen	*Nr. 1* – Calcium fluoratum *Nr. 11* – Silicea auch äußerlich
schmerzend	*Nr. 3* – Ferrum phosphoricum *Nr. 6* – Kalium sulfuricum *Nr. 11* – Silicea 3-mal je 3 Pastillen täglich	
zur Vorbeugung	*Nr. 1* – Calcium fluoratum *Nr. 4* – Kalium chloratum im täglichen Wechsel mit *Nr. 9* – Natrium phosphoricum *Nr. 10* – Natrium sulfuricum *Nr. 11* – Silicea 3-mal je 3 Pastillen	*Nr. 1* – Calcium fluoratum *Nr. 11* – Silicea auch äußerlich
Krämpfe grundsätzlich	*Nr. 2* – Calcium phosphoricum während des Anfalls alle 5 Minuten 1 Pastille *Nr. 7* – Magnesium phosphoricum als »heiße Sieben« (s. S. 97)	
Wadenkrampf	*Nr. 2* – Calcium phosphoricum *Nr. 5* – Kalium phosphoricum *Nr. 7* – Magnesium phosphoricum *Nr. 8* – Natrium chloratum alle 3 Minuten je 3 Pastillen im Wechsel	Auch äußerlich

Krankheiten und Symptome	Behandlung mit biochemischen Salzen	Ergänzende Maßnahmen
Krebs ergänzend	Nr. 1 – Calcium fluoratum Nr. 2 – Calcium phosphoricum Nr. 5 – Kalium phosphoricum Nr. 7 – Magnesium phosphoricum Nr. 9 – Natrium phosphoricum Nr. 11 – Silicea im täglichen Wechsel 3-mal je 4 Pastillen	Psychologische Betreuung, Organsprache beachten (s. Werke von R. Dahlke und H. Tietze), Glaubenssätze prüfen, Ernährung umstellen
Kreislauf Schwäche	Nr. 5 – Kalium phosphoricum Nr. 7 – Magnesium phosphoricum Nr. 11 – Silicea 4-mal je 3 Pastillen täglich	
Schwankungen	Nr. 2 – Calcium phosphoricum Nr. 5 – Kalium phosphoricum Nr. 7 – Magnesium phosphoricum Nr. 8 – Natrium chloratum 3-mal je 3 Pastillen täglich	
Kribbeln in den Gliedmaßen	Nr. 2 – Calcium phosphoricum Nr. 11 – Silicea 3-mal je 3 Pastillen täglich	Auch äußerlich
Lampenfieber	Nr. 7 – Magnesium phosphoricum *akut:* alle 10 Minuten 1 Pastille, *länger anhaltend:* 3-mal 3 Pastillen täglich	

Krankheiten und Symptome	Behandlung mit biochemischen Salzen	Ergänzende Maßnahmen
Lebens-müdigkeit	*Nr. 5* – Kalium phosphoricum *Nr. 8* – Natrium chloratum *Nr. 10* – Natrium sulfuricum *Nr. 11* – Silicea *Nr. 12* – Calcium sulfuricum alle 2 Stunden je 1 Pastille im Wechsel	Psychologische Unterstützung
Leber grundsätzlich	*Nr. 6* – Kalium sulfuricum *Nr. 10* – Natrium sulfuricum 4-mal 3 Pastillen täglich	Antlitzdiagnose beachten
Leberflecken	*Nr. 6* – Kalium sulfuricum *Nr. 10* – Natrium sulfuricum 3-mal je 3 Pastillen täglich	
Leber-schrumpfung, beginnend	*Nr. 6* – Kalium sulfuricum *Nr. 10* – Natrium sulfuricum 4-mal je 3 Pastillen täglich	Ärztliche Betreuung, Alkoholabstinenz
zur Stärkung	*Nr. 3* – Ferrum phosphoricum *Nr. 6* – Kalium sulfuricum *Nr. 10* – Natrium sulfuricum 4-mal je 3 Pastillen täglich	Entgiftung
Störung	*Nr. 4* – Kalium chloratum *Nr. 6* – Kalium sulfuricum *Nr. 10* – Natrium sulfuricum 3-mal je 3 Pastillen täglich	Entgiftung
Trägheit	*Nr. 6* – Kalium sulfuricum *Nr. 7* – Magnesium phos- phoricum *Nr. 10* – Natrium sulfuricum 5-mal je 3 Pastillen täglich	Entgiftung

Krankheiten und Symptome	Behandlung mit biochemischen Salzen	Ergänzende Maßnahmen
Lernfähigkeit	*Nr. 1* – Calcium fluoratum *Nr. 2* – Calcium phosphoricum 3-mal 3 Pastillen täglich	
Lippen aufgesprungen	*Nr. 6* – Kalium sulfuricum *Nr. 8* – Natrium chloratum 2-mal je 3 Pastillen täglich	Auch äußerlich
rissig	*Nr. 1* – Calcium fluoratum 3-mal 3 Pastillen täglich	Auch äußerlich
Bläschen (Herpes)	*Nr. 1* – Calcium fluoratum *Nr. 8* – Natrium chloratum *Nr. 10* – Natrium sulfuricum *Nr. 11* – Silicea 3-mal je 3 Pastillen täglich	Auch äußerlich
Magen nervös	*Nr. 7* – Magnesium phos- phoricum *Nr. 8* – Natrium chloratum *Nr. 9* – Natrium phosphoricum *Nr. 11* – Silicea 3-mal je 3 Pastillen täglich	
Druckgefühl	*Nr. 4* – Kalium chloratum *Nr. 6* – Kalium sulfuricum *Nr. 10* – Natrium sulfuricum 3-mal je 3 Pastillen täglich	Ernährung prüfen
fehlende Säure	*Nr. 7* – Magnesium phos- phoricum stets vor dem Essen *Nr. 9* – Natrium phosphoricum stets nach dem Essen 3-mal je 3 Pastillen	Bitterstoffe zuführen

Krankheiten und Symptome	Behandlung mit biochemischen Salzen	Ergänzende Maßnahmen
Gefühl des leeren Magens	*Nr. 5* – Kalium phosphoricum *Nr. 7* – Magnesium phosphoricum 4-mal 3 Pastillen täglich	
Säureüberschuss	*Nr. 9* – Natrium phosphoricum *Nr. 10* – Natrium sulfuricum 4-mal 3 Pastillen täglich	
Völlegefühl	*Nr. 6* – Kalium sulfuricum *Nr. 10* – Natrium sulfuricum 3-mal 3 Pastillen täglich	
Menstruation schmerzend	*Nr. 2* – Calcium phosphoricum 5-mal 3 Pastillen täglich; *Nr. 7* – Magnesium phosphoricum als »heiße Sieben« (s. S. 97)	
Blutung zu stark	*Nr. 1* – Calcium fluoratum *Nr. 3* – Ferrum phosphoricum 4-mal 4 Pastillen täglich	
mit dünnem, nicht gerinnendem Blut	*Nr. 3* – Ferrum phosphoricum *Nr. 5* – Kalium phosphoricum *Nr. 8* – Natrium chloratum *Nr. 10* – Natrium sulfuricum 3-mal je 3 Pastillen täglich	
mit dunklem, klumpigem Blut	*Nr. 4* – Kalium chloratum 4-mal 3 Pastillen täglich	
Migräne grundsätzlich	*Nr. 2* – Calcium phosphoricum *Nr. 5* – Kalium phosphoricum *Nr. 7* – Magnesium phosphoricum 3-mal je 3 Pastillen, beides in heißem Wasser einnehmen	

Krankheiten und Symptome	Behandlung mit biochemischen Salzen	Ergänzende Maßnahmen
mit Kreislauf-störungen	*Nr. 3* – Ferrum phosphoricum *Nr. 5* – Kalium phosphoricum *Nr. 7* – Magnesium phos- phoricum alle 5 Minuten je 1 Pastille	
Milz Seitenstechen	*Nr. 7* – Magnesium phos- phoricum als »heiße Sieben« (s. S. 97); *Nr. 8* – Natrium chloratum alle 5 Minuten 1 Pastille	
Mondfühligkeit	*Nr. 2* – Calcium phosphoricum *Nr. 9* – Natrium phosphoricum *Nr. 11* – Silicea 3-mal je 3 Pastillen täglich	
Müdigkeit grundsätzlich	*Nr. 3* – Ferrum phosphoricum *Nr. 5* – Kalium phosphoricum *Nr. 6* – Kalium sulfuricum *Nr. 9* – Natrium phosphoricum *Nr. 10* – Natrium sulfuricum 4-mal je 3 Pastillen täglich	Entgiftung, Ernäh-rung umstellen, Schlafplatz ausrich-ten und entstören
nach dem Essen	*Nr. 6* – Kalium sulfuricum *Nr. 9* – Natrium phosphoricum *Nr. 10* – Natrium sulfuricum 3-mal je 4 Pastillen täglich	
Mund trocken	*Nr. 8* – Natrium chloratum 4-mal 3 Pastillen täglich	
Zuckungen	*Nr. 5* – Kalium phosphoricum *Nr. 7* – Magnesium phos- phoricum *Nr. 11* – Silicea 3-mal je 4 Pastillen täglich	

Krankheiten und Symptome	Behandlung mit biochemischen Salzen	Ergänzende Maßnahmen
Mundgeruch	*Nr. 2* – Calcium phosphoricum *Nr. 5* – Kalium phosphoricum *Nr. 8* – Natrium chloratum 3-mal je 3 Pastillen täglich	Beschreibungen der Zungendiagnose beachten
rissige Mundwinkel	*Nr. 1* – Calcium fluoratum 3-mal 3 Pastillen täglich	
Muskeln Erschöpfung	*Nr. 3* – Ferrum phosphoricum *Nr. 5* – Kalium phosphoricum alle 30 Minuten je 3 Pastillen	Bad mit 25 Pastillen *Nr. 3* – Ferrum phosphoricum

Muskelkater bei Schlappheit und Müdigkeit nach dem Sport	*Nr. 3* – Ferrum phosphoricum
	Nr. 6 – Kalium sulfuricum
	Nr. 9 – Natrium phosphoricum
		Bad mit 25 Pastillen
		Nr. 3 – Ferrum
		       phosphoricum
		Nr. 9 – Natrium
		       phosphoricum
		auch als Salbe verwenden

bestehender Muskelkater	*Nr. 6* – Kalium sulfuricum alle 5 Minuten 2 Pastillen und *Nr. 3* – Ferrum phosphoricum *Nr. 7* – Magnesium phos- phoricum je 1 Pastille	
Muskelkater vorbeugen	*Nr. 3* – Ferrum phosphoricum vor dem Sport 25 Pastillen in 1/2 l Wasser trinken, *Nr. 6* – Kalium sulfuricum nach dem Sport 20 Pastillen in 1 Stunde	

Krankheiten und Symptome	Behandlung mit biochemischen Salzen	Ergänzende Maßnahmen
Muskel-rheumatismus	Nr. 3 – Ferrum phosphoricum Nr. 6 – Kalium sulfuricum Nr. 9 – Natrium phosphoricum Nr. 11 – Silicea Nr. 12 – Calcium sulfuricum 4-mal je 3 Pastillen täglich	Entgiftung, Energie-behandlungen, Ernährung umstellen, Störfelder beheben
Muskelriss	Nr. 1 – Calcium fluoratum Nr. 3 – Ferrum phosphoricum Nr. 5 – Kalium phosphoricum Nr. 8 – Natrium chloratum 4-mal je 3 Pastillen täglich	
Muskel-verhärtungen	Nr. 1 – Calcium fluoratum Nr. 6 – Kalium sulfuricum Nr. 11 – Silicea 4-mal je 3 Pastillen täglich	Nr. 1 – Calcium fluoratum Nr. 11 – Silicea auch äußerlich
Muskel-zuckungen	Nr. 2 – Calcium phosphoricum Nr. 5 – Kalium phosphoricum Nr. 7 – Magnesium phos-phoricum Nr. 8 – Natrium chloratum Nr. 11 – Silicea 3-mal je 3 Pastillen täglich	Auch äußerlich
Überdehnung	Nr. 1 – Calcium fluoratum Nr. 3 – Ferrum phosphoricum Nr. 11 – Silicea 3-mal je 3 Pastillen täglich	
Nachtschweiß	Nr. 8 – Natrium chloratum Nr. 9 – Natrium phosphoricum Nr. 11 – Silicea 3-mal je 3 Pastillen täglich	**Wenn Nachtschweiß länger als eine Woche, Arzt oder Heilpraktiker aufsuchen!**

Krankheiten und Symptome	Behandlung mit biochemischen Salzen	Ergänzende Maßnahmen
Nacken Schmerzen	*Nr. 1* – Calcium fluoratum *Nr. 2* – Calcium phosphoricum *Nr. 7* – Magnesium phos- phoricum 4-mal je 3 Pastillen täglich	Auch äußerlich
verspannt	*Nr. 2* – Calcium phosphoricum 3-mal 3 Pastillen täglich	Auch äußerlich
Nägel grundsätzlich	*Nr. 1* – Calcium fluoratum *Nr. 11* – Silicea 2-mal je 3 Pastillen täglich	Auch äußerlich
brüchig	*Nr. 1* – Calcium fluoratum *Nr. 8* – Natrium chloratum *Nr. 11* – Silicea 3-mal je 3 Pastillen täglich	Auch äußerlich
eingewachsen	*Nr. 4* – Kalium chloratum 3-mal 3 Pastillen täglich	Auch äußerlich
Verformungen	*Nr. 1* – Calcium fluoratum *Nr. 11* – Silicea 3-mal je 3 Pastillen täglich	
Nagelbett Eiterung	*Nr. 11* – Silicea *Nr. 12* – Calcium sulfuricum 3-mal je 3 Pastillen täglich	*Nr. 12* – Calcium sulfuricum auch äußerlich
Entzündung	*Nr. 3* – Ferrum phosphoricum *Nr. 11* – Silicea 3-mal je 3 Pastillen täglich	
Narben Pflege	*Nr. 1* – Calcium fluoratum *Nr. 4* – Kalium chloratum 2-mal je 3 Pastillen täglich	Auch äußerlich
verhärtet	*Nr. 1* – Calcium fluoratum 4-mal 3 Pastillen täglich	Auch äußerlich

Krankheiten und Symptome	Behandlung mit biochemischen Salzen	Ergänzende Maßnahmen
Nerven beruhigen	*Nr. 2* – Calcium phosphoricum *Nr. 7* – Magnesium phos- phoricum *Nr. 11* – Silicea 4-mal je 3 Pastillen täglich	
Fieber	*Nr. 2* – Calcium phosphoricum *Nr. 5* – Kalium phosphoricum *Nr. 8* – Natrium chloratum akut alle 5 Minuten je 1 Pastille, dann 4-mal je 3 Pastillen täglich	
gereizt	*Nr. 11* – Silicea 3-mal 3 Pastillen täglich	
Stärkung	*Nr. 2* – Calcium phosphoricum *Nr. 5* – Kalium phosphoricum *Nr. 7* – Magnesium phos- phoricum *Nr. 8* – Natrium chloratum 3-mal je 3 Pastillen täglich	
Nesselausschlag	*Nr. 4* – Kalium chloratum *Nr. 8* – Natrium chloratum *Nr. 10* – Natrium sulfuricum 3-mal je 4 Pastillen im stündlichen Wechsel mit *Nr. 5* – Kalium phosphoricum *Nr. 7* – Magnesium phos- phoricum *Nr. 9* – Natrium phosphoricum	Auch äußerlich: Salbe auf die nesselnden Stellen streichen

Krankheiten und Symptome	Behandlung mit biochemischen Salzen	Ergänzende Maßnahmen
Neurodermitis	*Nr. 4* – Kalium chloratum *Nr. 6* – Kalium sulfuricum *Nr. 9* – Natrium phosphoricum 4-mal je 3 Pastillen täglich	**Heilkundige Betreuung!** Ernährung überprüfen und ggf. umstellen; Blütenessenzen, Darmsanierung, Energiebehandlung
Nieren grundsätzlich	*Nr. 4* – Kalium chloratum *Nr. 8* – Natrium chloratum *Nr. 9* – Natrium phosphoricum 4-mal je 3 Pastillen täglich	
Kolik	*Nr. 1* – Calcium fluoratum 3-mal 3 Pastillen; *Nr. 7* – Magnesium phosphoricum als »heiße Sieben« (s. S. 97)	
zur Stärkung	*Nr. 4* – Kalium chloratum *Nr. 6* – Kalium sulfuricum *Nr. 8* – Natrium chloratum *Nr. 9* – Natrium phosphoricum 3-mal je 3 Pastillen täglich	
Wanderniere	*Nr. 1* – Calcium fluoratum *Nr. 11* – Silicea 4-mal je 3 Pastillen täglich	
Ödem	*Nr. 4* – Kalium chloratum *Nr. 8* – Natrium chloratum *Nr. 10* – Natrium sulfuricum *Nr. 11* – Silicea 4-mal je 3 Pastillen täglich	Nieren und Herz entlasten, auf Ernährung achten
Ohren Geräusche	*Nr. 4* – Kalium chloratum *Nr. 11* – Silicea 4-mal 3 Pastillen täglich	

Krankheiten und Symptome	Behandlung mit biochemischen Salzen	Ergänzende Maßnahmen
Hörstörungen bei Erkältungen	*Nr. 4* – Kalium chloratum 6-mal 3 Pastillen täglich	
Ohrenschmalz, käsig riechend	*Nr. 6* – Kalium sulfuricum *Nr. 7* – Magnesium phosphoricum *Nr. 9* – Natrium phosphoricum 2-mal je 3 Pastillen täglich	
Ohrenschmerzen, blitzartig einschießend	*Nr. 7* – Magnesium phosphoricum *Nr. 10* – Natrium sulfuricum alle 5 Minuten je 1 Pastille	
stechend, pulsierend	*Nr. 3* – Ferrum phosphoricum alle 5 Minuten 1 Pastille	
leicht taub, wie verstopft	*Nr. 11* – Silicea 3-mal 3 Pastillen täglich	
Überdruck	*Nr. 4* – Kalium chloratum *Nr. 10* – Natrium sulfuricum 3-mal je 3 Pastillen täglich	
Operation zur Vorbereitung	*Nr. 3* – Ferrum phosphoricum *Nr. 4* – Kalium chloratum 6-mal je 4 Pastillen täglich; 10 Tage vor Operation beginnen	Energetisch einstimmen, Mondphasen beachten
zur Nachbehandlung	*Nr. 2* – Calcium phosphoricum *Nr. 4* – Kalium chloratum *Nr. 10* – Natrium sulfuricum *Nr. 11* – Silicea 3-mal je 2 Pastillen täglich	

Krankheiten und Symptome	Behandlung mit biochemischen Salzen	Ergänzende Maßnahmen
Osteoporose	*Nr. 1* – Calcium fluoratum *Nr. 2* – Calcium phosphoricum *Nr. 7* – Magnesium phosphoricum 4-mal je 4 Pastillen täglich	Ernährung prüfen, ggf. umstellen; Muskelaufbau
Prellungen	*Nr. 1* – Calcium fluoratum *Nr. 3* – Ferrum phosphoricum *Nr. 4* – Kalium chloratum 4-mal je 3 Pastillen täglich	Auch äußerlich
Prostata-vergrößerung	*Nr. 1* – Calcium fluoratum *Nr. 7* – Magnesium phosphoricum *Nr. 8* – Natrium chloratum *Nr. 10* – Natrium sulfuricum 3-mal je 3 Pastillen täglich	Ernährung prüfen, ggf. umstellen; Entgiftung durchführen
Quetschungen grundsätzlich	*Nr. 3* – Ferrum phosphoricum 4-mal 3 Pastillen täglich	Auch äußerlich
mit Schwellung	zusätzlich *Nr. 4* – Kalium chloratum 4-mal 3 Pastillen täglich	
Rauchen grundsätzlich	*Nr. 4* – Kalium chloratum *Nr. 7* – Magnesium phosphoricum *Nr. 8* – Natrium chloratum *Nr. 10* – Natrium sulfuricum *Nr. 12* – Calcium sulfuricum 3-mal je 3 Pastillen täglich	

Krankheiten und Symptome	Behandlung mit biochemischen Salzen	Ergänzende Maßnahmen
zur Entwöhnung	*Nr. 2* – Calcium phosphoricum *Nr. 4* – Kalium chloratum *Nr. 7* – Magnesium phos- phoricum *Nr. 8* – Natrium chloratum *Nr. 12* – Calcium sulfuricum 4-mal je 4 Pastillen täglich, bei Bedarf auch häufiger	Blütenessenzen
Räuspern	*Nr. 8* – Natrium chloratum *Nr. 9* – Natrium phosphoricum 3-mal je 3 Pastillen	
Reisekrankheit	*Nr. 7* – Magnesium phos- phoricum *Nr. 8* – Natrium chloratum alle 5 Minuten je 1 Pastille	Blütenessenzen
Jetlag	*Nr. 2* – Calcium phosphoricum *Nr. 5* – Kalium phosphoricum *Nr. 7* – Magnesium phos- phoricum *Nr. 11* – Silicea stündlich 3 Pastillen	
Reizbarkeit grundsätzlich	*Nr. 2* – Calcium phosphoricum *Nr. 5* – Kalium phosphoricum *Nr. 8* – Natrium chloratum *Nr. 11* – Silicea 4-mal je 3 Pastillen täglich	
durch Erschöpfung	*Nr. 5* – Kalium phosphoricum *Nr. 8* – Natrium chloratum 3-mal je 3 Pastillen täglich	
bei Kindern	*Nr. 11* – Silicea 4-mal 3 Pastillen täglich	

Krankheiten und Symptome	Behandlung mit biochemischen Salzen	Ergänzende Maßnahmen
durch Übersäuerung	*Nr. 9* – Natrium phosphoricum *Nr. 10* – Natrium sulfuricum *Nr. 11* – Silicea 3-mal je 3 Pastillen täglich	
Rheumatismus zum Säureabbau	*Nr. 9* – Natrium phosphoricum *Nr. 10* – Natrium sulfuricum *Nr. 11* – Silicea 3-mal je 3 Pastillen täglich	Entschlackung; Ernährung prüfen, ggf. umstellen; Zusatzsalze *Nr. 20* – Kalium aluminium sulfuricum *Nr. 23* – Natrium carbonicum
Schmerz abends stärker	*Nr. 6* – Kalium sulfuricum 4-mal 3 Pastillen täglich	
mit Schwellung	*Nr. 4* – Kalium chloratum 4-mal 3 Pastillen täglich	
stechend	*Nr. 7* – Magnesium phos-phoricum 4-mal 3 Pastillen täglich	
Rücken-schmerzen mit Fieber bis 38,5 °C	*Nr. 3* – Ferrum phosphoricum während des Anfalls alle 5 Minuten 1 Pastille	
Muskelzerrung	*Nr. 3* – Ferrum phosphoricum alle 30 Minuten 3 Pastillen	Auch äußerlich
rheumatisch	*Nr. 6* – Kalium sulfuricum *Nr. 9* – Natrium phosphoricum *Nr. 11* – Silicea 4-mal je 4 Pastillen täglich	

Krankheiten und Symptome	Behandlung mit biochemischen Salzen	Ergänzende Maßnahmen
Scheide brennend, wund	*Nr. 8* – Natrium chloratum 3-mal 3 Pastillen täglich	Auch äußerlich
trocken	*Nr. 6* – Kalium sulfuricum *Nr. 8* – Natrium chloratum *Nr. 9* – Natrium phosphoricum 3-mal je 3 Pastillen täglich	
trocken, heiß	*Nr. 3* – Ferrum phosphoricum 4-mal 3 Pastillen täglich	
Reizbarkeit, erhöhte	*Nr. 3* – Ferrum phosphoricum *Nr. 7* – Magnesium phosphoricum *Nr. 11* – Silicea 4-mal je 3 Pastillen täglich	Organsprache überdenken
Schilddrüse Fehlfunktion	*Nr. 7* – Magnesium phosphoricum 4-mal 3 Pastillen täglich	
zur Harmonisierung	*Nr. 2* – Calcium phosphoricum *Nr. 7* – Magnesium phosphoricum 3-mal je 3 Pastillen täglich als Salbe direkt auf die Schilddrüse auftragen	
Schwellung	*Nr. 4* – Kalium chloratum *Nr. 7* – Magnesium phosphoricum *Nr. 9* – Natrium phosphoricum 3-mal je 3 Pastillen täglich	Auch äußerlich; phytologische Behandlung

Krankheiten und Symptome	Behandlung mit biochemischen Salzen	Ergänzende Maßnahmen
Schlaf Einschlaf- störungen	*Nr. 2* – Calcium phosphoricum *Nr. 7* – Magnesium phos- phoricum vor dem Schlafengehen je 5 Pastillen oder in heißem Wasser auflösen	Blütenessenzen
Erwachen zwischen 1 und 3 Uhr nachts	*Nr. 6* – Kalium sulfuricum 4-mal 4 Pastillen täglich	
schläfrig vor- mittags nach geistiger Arbeit	*Nr. 10* – Natrium sulfuricum 4-mal 3 Pastillen täglich	
schläfrig wäh- rend des Tages	*Nr. 5* – Kalium phosphoricum *Nr. 6* – Kalium sulfuricum *Nr. 8* – Natrium chloratum 3-mal je 3 Pastillen täglich	
Schlafwandeln	*Nr. 8* – Natrium chloratum *Nr. 9* – Natrium phosphoricum *Nr. 11* – Silicea 3-mal je 3 Pastillen täglich	Blütenessenzen
Zuckungen im Schlaf	*Nr. 2* – Calcium phosphoricum *Nr. 11* – Silicea 3-mal 3 Pastillen täglich	
Schluckauf	*Nr. 2* – Calcium phosphoricum *Nr. 7* – Magnesium phos- phoricum während des Anfalls alle 2 Minuten je 1 Pastille oder je 15 Pastillen als »heiße Mischung« (s. S. 97) trinken	Auch äußerlich: Salben entlang des Rippenbogens und hinter den Ohren auftragen

Krankheiten und Symptome	Behandlung mit biochemischen Salzen	Ergänzende Maßnahmen
Schuppenflechte *(Psoriasis)* grundsätzlich	*Nr. 1* – Calcium fluoratum *Nr. 2* – Calcium phosphoricum *Nr. 6* – Kalium sulfuricum *Nr. 7* – Magnesium phosphoricum 3-mal je 3 Pastillen täglich; lange Einnahme erforderlich	
zur Harmonisierung	*Nr. 2* – Calcium phosphoricum *Nr. 7* – Magnesium phosphoricum 3-mal je 3 Pastillen täglich als Salbe direkt auf die Schilddrüse auftragen	
durch Übersäuerung	*Nr. 9* – Natrium phosphoricum *Nr. 10* – Natrium sulfuricum *Nr. 11* – Silicea 3-mal je 3 Pastillen täglich	siehe auch »Übersäuerung«
Schwangerschaft grundsätzlich	*Nr. 1* – Calcium fluoratum *Nr. 2* – Calcium phosphoricum *Nr. 3* – Ferrum phosphoricum *Nr. 11* – Silicea 4-mal je 4 Pastillen täglich	Auch äußerlich
mit Erbrechen	*Nr. 3* – Ferrum phosphoricum während des Anfalls alle 5 Minuten 1 Pastille	
zur Harmonisierung	*Nr. 2* – Calcium phosphoricum *Nr. 7* – Magnesium phosphoricum 3-mal je 3 Pastillen täglich als Salbe direkt auf die Schilddrüse auftragen	

Krankheiten und Symptome	Behandlung mit biochemischen Salzen	Ergänzende Maßnahmen
mit Sodbrennen	*Nr. 8* – Natrium chloratum akut alle 5 Minuten 3 Pastillen, dann 3-mal 4 Pastillen täglich	
Schweiß ätzend	*Nr. 1* – Calcium fluoratum *Nr. 8* – Natrium chloratum 3-mal je 4 Pastillen täglich	Auch äußerlich; viel Wasser trinken
geruchlos	*Nr. 2* – Calcium phosphoricum 3-mal 3 Pastillen täglich	
sauer	*Nr. 9* – Natrium phosphoricum 4-mal 4 Pastillen täglich	
stinkend, wund machend	*Nr. 11* – Silicea 3-mal 3 Pastillen täglich	
Schwindel grundsätzlich	*Nr. 1* – Calcium fluoratum *Nr. 3* – Ferrum phosphoricum *Nr. 4* – Kalium chloratum 3-mal je 3 Pastillen täglich	
durch Blutarmut	*Nr. 2* – Calcium phosphoricum *Nr. 3* – Ferrum phosphoricum *Nr. 8* – Natrium chloratum 3-mal je 3 Pastillen täglich	
Drehschwindel	*Nr. 5* – Kalium phosphoricum 4-mal 4 Pastillen täglich	
vom Nacken aufsteigend	*Nr. 11* – Silicea 4-mal 3 Pastillen täglich	
mit Schwäche	*Nr. 11* – Silicea 4-mal 3 Pastillen täglich	

Krankheiten und Symptome	Behandlung mit biochemischen Salzen	Ergänzende Maßnahmen
durch Schwächezustände	*Nr. 2* – Calcium phosphoricum *Nr. 5* – Kalium phosphoricum *Nr. 7* – Magnesium phosphoricum *Nr. 8* – Natrium chloratum 4-mal je 4 Pastillen täglich	
Seekrankheit grundsätzlich	*Nr. 7* – Magnesium phosphoricum *Nr. 9* – Natrium phosphoricum *Nr. 11* – Silicea akut alle 2 Minuten je 1 Pastille	
mit Erbrechen	zusätzlich *Nr. 10* – Natrium sulfuricum akut alle 5 Minuten 1 Pastille	
zur Vorbeugung	*Nr. 9* – Natrium phosphoricum *Nr. 11* – Silicea 4-mal je 4 Pastillen täglich; drei Tage vor der Reise beginnen	
Sodbrennen grundsätzlich	*Nr. 8* – Natrium chloratum *Nr. 9* – Natrium phosphoricum *Nr. 10* – Natrium sulfuricum 3-mal je 4 Pastillen täglich	
Aufstoßen von Unverdautem	*Nr. 3* – Ferrum phosphoricum 4-mal 4 Pastillen täglich	
mit Magenkrämpfen	*Nr. 7* – Magnesium phosphoricum alle 5 Minuten 2 Pastillen oder als »heiße Sieben« einnehmen (s. S. 97)	

Krankheiten und Symptome	Behandlung mit biochemischen Salzen	Ergänzende Maßnahmen
Sommer-sprossen	*Nr. 4* – Kalium chloratum *Nr. 6* – Kalium sulfuricum 4-mal je 4 Pastillen täglich; langfristige Einnahme	
Sonnenbrand	*Nr. 3* – Ferrum phosphoricum *Nr. 8* – Natrium chloratum alle 30 Minuten je 3 Pastillen	Auch äußerlich als Salbe oder wässrige Lösung
Stimme heiser, rau	*Nr. 2* – Calcium phosphoricum alle 30 Minuten 3 Pastillen	
Stimmverlust	*Nr. 5* – Kalium phosphoricum alle 30 Minuten 3 Pastillen	
Stuhl dünn	*Nr. 2* – Calcium phosphoricum 3-mal 3 Pastillen täglich	
grün	*Nr. 2* – Calcium phosphoricum *Nr. 10* – Natrium sulfuricum 3-mal je 3 Pastillen täglich	
hart, knollig	*Nr. 10* – Natrium sulfuricum 3-mal 3 Pastillen täglich	
sehr hell	*Nr. 4* – Kalium chloratum *Nr. 6* – Kalium sulfuricum 3-mal je 3 Pastillen täglich	
sauer, scharf riechend	*Nr. 9* – Natrium phosphoricum 3-mal 3 Pastillen täglich	
gleitet nur unter starkem Druck und zum Teil wieder zurück	*Nr. 11* – Silicea 4-mal 4 Pastillen täglich	Ausreichend Wasser trinken (35 ml pro Kilogramm Körper-gewicht)

Krankheiten und Symptome	Behandlung mit biochemischen Salzen	Ergänzende Maßnahmen
Übelkeit grundsätzlich	*Nr. 3* – Ferrum phosphoricum *Nr. 4* – Kalium chloratum *Nr. 6* – Kalium sulfuricum 3-mal je 3 Pastillen täglich	
morgens	*Nr. 5* – Kalium phosphoricum 3-mal 3 Pastillen täglich	
Übersäuerung	*Nr. 6* – Kalium sulfuricum *Nr. 8* – Natrium chloratum *Nr. 9* – Natrium phosphoricum *Nr. 10* – Natrium sulfuricum 3-mal je 3 Pastillen täglich	Zusatzsalze: *Nr. 20* – Kalium aluminium sulfuricum *Nr. 23* – Natrium bicarbonat
Unfruchtbarkeit bei Frauen	*Nr. 2* – Calcium phosphoricum *Nr. 12* – Calcium sulfuricum 4-mal je 3 Pastillen täglich	Ernährung prüfen, Amalgam ausleiten, Energiebehandlung, Ernährung umstellen (das gilt für beide Partner)
Ungeduld	*Nr. 2* – Calcium phosphoricum *Nr. 7* – Magnesium phos- phoricum 3-mal je 3 Pastillen täglich	Blütenessenzen
Vergesslichkeit	*Nr. 1* – Calcium fluoratum *Nr. 5* – Kalium phosphoricum *Nr. 8* – Natrium chloratum 4-mal je 3 Pastillen täglich	
Vergiftung Alkohol	*Nr. 4* – Kalium chloratum *Nr. 8* – Natrium chloratum *Nr. 10* – Natrium sulfuricum 4-mal je 4 Pastillen täglich	

Krankheiten und Symptome	Behandlung mit biochemischen Salzen	Ergänzende Maßnahmen
Arznei- und Genussmittel	*Nr. 4* – Kalium chloratum *Nr. 10* – Natrium sulfuricum 4-mal je 4 Pastillen täglich	
Impfung	*Nr. 4* – Kalium chloratum *Nr. 6* – Kalium sulfuricum 4-mal je 4 Pastillen täglich	
Rauch	*Nr. 4* – Kalium chloratum *Nr. 5* – Kalium phosphoricum *Nr. 8* – Natrium chloratum 3-mal je 12 Pastillen täglich	
Suchtgifte	*Nr. 5* – Kalium phosphoricum 4-mal 4 Pastillen täglich	
Verkalkung zur Vorbeugung	*Nr. 1* – Calcium fluoratum *Nr. 2* – Calcium phosphoricum *Nr. 9* – Natrium phosphoricum *Nr. 11* – Silicea 3-mal je 3 Pastillen täglich	
Verlangen nach Alkohol	*Nr. 2* – Calcium phosphoricum *Nr. 7* – Magnesium phos- phoricum *Nr. 8* – Natrium chloratum 4-mal je 3 Pastillen täglich	
Bewegung (auffallende Ruhelosigkeit)	*Nr. 11* – Silicea 3-mal 3 Pastillen täglich	
Bitterem	*Nr. 6* – Kalium sulfuricum *Nr. 10* – Natrium sulfuricum 3-mal je 3 Pastillen täglich	

Krankheiten und Symptome	Behandlung mit biochemischen Salzen	Ergänzende Maßnahmen
Essig	*Nr. 8* – Natrium chloratum *Nr. 9* – Natrium phosphoricum 3-mal je 4 Pastillen täglich	
Geräuchertem	*Nr. 2* – Calcium phosphoricum *Nr. 8* – Natrium chloratum 4-mal 3 Pastillen täglich	
Kaffee oder Kakao	*Nr. 7* – Magnesium phos- phoricum 3-mal 3 Pastillen täglich	
Salzigem	*Nr. 2* – Calcium phosphoricum *Nr. 8* – Natrium chloratum 3-mal je 3 Pastillen täglich	
Süßigkeiten	*Nr. 7* – Magnesium phos- phoricum *Nr. 9* – Natrium phosphoricum *Nr. 11* – Silicea 3-mal je 3 Pastillen täglich	
Verstauchung oder Verrenkung	*Nr. 1* – Calcium fluoratum *Nr. 3* – Ferrum phosphoricum *Nr. 4* – Kalium chloratum *Nr. 11* – Silicea 3 bis je 5 Pastillen täglich	
Warzen	*Nr. 1* – Calcium fluoratum *Nr. 4* – Kalium chloratum *Nr. 10* – Natrium sulfuricum 3-mal je 3 Pastillen täglich	Auch äußerlich
Weinerlichkeit	*Nr. 5* – Kalium phosphoricum *Nr. 8* – Natrium chloratum 5-mal je 3 Pastillen täglich	Blütenessenzen

Krankheiten und Symptome	Behandlung mit biochemischen Salzen	Ergänzende Maßnahmen
Wirbelsäulen-stärkung	*Nr. 1* – Calcium fluoratum *Nr. 2* – Calcium phosphoricum *Nr. 11* – Silicea 3-mal je 3 Pastillen täglich	
Zellaufbau	*Nr. 2* – Calcium phosphoricum *Nr. 5* – Kalium phosphoricum *Nr. 8* – Natrium chloratum 3-mal je 3 Pastillen täglich	

Fragebogen zur Eigendiagnose

Zu jedem einzelnen Schüßler-Salz finden Sie nachfolgend Fragen, mit deren Hilfe Sie ermitteln können, ob Ihnen das entsprechende Funktionsmittel fehlt und wie viel Sie davon einnehmen sollten, wenn Sie den Mangel wieder ausgleichen wollen. Sie können antworten mit: »Trifft nicht zu« (Ø), »Trifft manchmal zu« (+), »Trifft zu« (++). Gehen Sie dabei *stets von Ihrem momentanen Zustand* aus. Am Ende finden Sie eine einfache Anleitung zur Auswertung Ihrer Antworten, woraus sich Ihre Tagesdosis für die einzelnen Pastillen ergibt. Den Fragenkatalog arbeiten Sie, wenn Sie in Sachen »Behandlung mit Schüßler-Salzen« ein Fortgeschrittener sind, am besten einmal in der Woche durch, um mit Ihrer Einnahme stets auf dem neuesten Stand zu sein.

Fragen zu NR. 1 – CALCIUM FLUORATUM	Trifft nicht zu Ø	Trifft manch-mal zu +	Trifft zu ++
1. Neigen Sie zu starker Hornhautbildung an den Händen oder Füßen oder zu rissiger Haut?	—		X
2. Leiden Sie unter Osteoporose, Arthrose, Karies oder Parodontose?	—		X
3. Behauptet Ihre Umwelt, Sie seien unflexibel oder stur?	X	—	
4. Leiden Sie unter Hämorrhoiden oder Schleimhauteinrissen?	—		X
5. Neigen Sie zu Verhärtungen im Schulterbereich?			— X
6. Knacken Ihre Gelenke beim Aufstehen oder in Bewegung?	—		X
7. Haben Sie Kreuzschmerzen, wenn Sie sich bücken?	—		X
8. Leiden Sie unter Rückenschmerzen (Hexenschuss oder Ischialgie), die nach dem Aufstehen besser werden?	—		X
9. Neigen Sie zu Krampfadern, offenen Beinen oder Venenentzündungen?			— X
10. Zeigt Ihre Haut frühzeitig Alterungs-erscheinungen, Runzeln oder Elastizitätsverlust?	X —		
Anzahl der Kreuze			

250

Fragen zu NR. 2 – CALCIUM PHOSPORICUM	Trifft nicht zu ∅	Trifft manchmal zu +	Trifft zu ++
11. Haben Sie Verlangen nach Pikantem oder Fettem (z. B. Eier, Butter, Sahne ...)	X		
12. Neigen Sie zu sehr starker Schweißbildung, auch nachts und vor allem an unbedeckten Körperstellen?	X		
13. Leiden Sie unter lang anhaltenden, krampfartigen Schmerzen?		X	
14. Fühlen Sie sich durch Anstrengung (körperlich oder geistig) schnell erschöpft?		X	
15. Leiden Sie unter Ein- und/oder Durchschlafstörungen?		X	
16. Neigen Sie zu Schmerzen mit Kälte- oder Taubheitsgefühlen, die sich nachts oder in Ruhe verschlimmern?		X	
17. Leiden Sie unter Hautschuppen oder Flechten?		X	
18. Leiden Sie unter geschwollenen Lymphknoten?	X		
19. Neigen Sie zu Schwindel- oder Ohnmachtsgefühlen?	X		
20. Haben Sie gute Ideen, doch während der Umsetzung brechen Sie die Unternehmung ab?		X	
Anzahl der Kreuze			

Fragen zu Nr. 3 – Ferrum phosphoricum	Trifft nicht zu Ø	Trifft manchmal zu +	Trifft zu ++
21. Haben Sie viel Durst auf Wasser?		X	
22. Haben Sie zurzeit Fieber unter 38,5 °C?	X		
23. Wird Ihnen beim schnellen Aufstehen manchmal schwarz vor Augen?	X		—
24. Fühlen Sie sich erschöpft, antriebs-, kraftlos und/oder müde? Fühlen Sie sich in Ihrer Leistungsfähigkeit eingeschränkt?			X
25. Neigen Sie zu Heiserkeit durch Reden oder Singen?	X	—	
26. Neigen Sie nach körperlichen Aktivitäten leicht zu Muskelkater?	—		X
27. Neigen Sie zu entzündeten Hämorrhoiden, frischen Analblutungen oder schmerzhaften, stark blutenden Regelbeschwerden?	X		
28. Neigen Sie allgemein zu Entzündungen (z. B. der Augen, der Mandeln, der Harnwege, zu Bronchitis)?	—		X
29. Empfinden Sie eine Abneigung bis Widerwillen gegen Eier, Fleisch und Milch?	—	X	
30. Werden Ihre Beschwerden durch Wärme, Bewegung oder nachts, besonders zw. 4 und 6 Uhr morgens, schlimmer?			X
Anzahl der Kreuze	4	5	1

Fragen zu *Nr. 4 –* Kalium chloratum	Trifft nicht zu Ø	Trifft manch- mal zu +	Trifft zu ++
31. Fühlen Sie sich als Opfer der Umstände Ihres Lebens?	X		
32. Neigen Sie zu Heißhunger, Unruhe und Aggressionen, wenn Sie länger nicht gegessen haben (Unterzuckerung)?	X		
33. Neigen Sie zu geschwollenen Drüsen?	X		
34. Neigen Sie zu Steifheit in den Gelenken oder rheumatischen Beschwerden?			X
35. Werden kalte Getränke schlecht vertragen?			X
36. Neigen Sie zu chronischen Schleimhautschwellungen, wie z. B. Bronchitis oder Nebenhöhlenentzündungen?			X
37. Neigen Sie zu Warzen?		X	
38. Verschlimmern sich Ihre Beschwerden nach Genuss von Kuchen, Fetten oder stark gewürzten Speisen?		X	
39. Neigen Sie schon nach geringer Anstrengung zu Sehnenscheidenentzündungen?	X		
40. Neigen Sie bei Husten zu Auswurf, der dick oder fadenziehend ist?			X
Anzahl der Kreuze	4	2	4

Fragen zu NR. 5 – KALIUM PHOSPHORICUM	Trifft nicht zu Ø	Trifft manch- mal zu +	Trifft zu ++
41. Neigen Sie zu Niedergeschlagenheit oder depressiven Stimmungen?	X		
42. Fühlen Sie sich überreizt und nervös?	X		
43. Fällt Ihnen geistige Arbeit schwer?	X		
44. Neigen Sie zum Weinen, und wollen Sie getröstet werden?	X		
45. Haben Sie schon kurze Zeit nach dem Essen wieder Hunger?	X		
46. Verspüren Sie eine allgemeine Muskelschwäche und Kreuzschmerzen?		X	
47. Leiden Sie unter Völlegefühl oder Blähungen?		X	
48. Schlägt Ihnen Aufregung auf den Magen oder Darm?			X
49. Leiden Sie an nervösem Asthma oder unter Blasenschwäche?		X	
50. Nehmen Ihre Beschwerden zwischen 2 und 5 Uhr nachts zu?		X	
Anzahl der Kreuze			

Fragen zu _NR. 6 –_ KALIUM SULFURICUM	Trifft nicht zu Ø	Trifft manch- mal zu +	Trifft zu ++
51. Werden Sie zwischen 1 und 3 Uhr nachts wach?	X		
52. Kommen Sie morgens schlecht aus dem Bett? Sind Sie ein Morgenmuffel?	X		
53. Werden Sie nach dem Essen müde?	X		
54. Leiden Sie unter nächtlichem Hautjucken?		X	
55. Verschlimmern sich Ihre Beschwerden gegen Abend, bei Wärme oder in geschlossenen Räumen?			X
56. Verschafft Ihnen Kälte Linderung? Geht es Ihnen bei geöffneten Fenstern besser?		X	
57. Neigen Sie in Ihren Handlungen zu Extremen?			X
58. Fällt es Ihnen schwer zu vergeben?	X		
59. Leiden Sie unter Rheumatismus?			X
60. Neigen Sie zu Leberflecken, Mutter- malen oder/und Sommersprossen?			X
Anzahl der Kreuze			

5   6   2

Fragen zu NR. 7 – MAGNESIUM PHOSPHORICUM	Trifft nicht zu Ø	Trifft manch- mal zu +	Trifft zu ++
61. Haben Sie Durst auf kalte Getränke?			
62. Neigen Sie zu Prüfungsangst, Reise- oder Lampenfieber?			
63. Leiden Sie unter krampfartigen Schmer- zen der inneren Organe, bei denen Ihnen Wärme gut tut? Verstärken sich die Beschwerden durch Kälte?			
64. Haben Sie häufiger Schluckauf?			
65. Erröten Sie leicht, wenn Sie in Verlegenheit gebracht werden?			
66. Haben Sie Heißhunger auf Schokolade?			
67. Haben Sie das Gefühl, als fröstele es Sie, als ob die Kälte wie ein kalter Guss den Rücken hinunterliefe?			
68. Haben Sie manchmal ein Kloßgefühl im Hals?			
69. Leiden Sie unter Migräne?			
70. Sind Ihre Beschwerden blitzartig und einschießend (oder bohrend, kolikartig oder krampfartig)?			
Anzahl der Kreuze			

Fragen zu NR. 8 – NATRIUM CHLORATUM	Trifft nicht zu Ø	Trifft manch- mal zu +	Trifft zu ++
71. Neigen Sie dazu, zerstreut zu sein? Fällt Ihnen konzentriertes Denken schwer?	X		
72. Neigen Sie zu einer ständigen leichten Schweißbildung auf der Haut?	X		
73. Neigt Ihre Haut zu Rissen und Schrun- den, die Finger zu kleinen Rissen am Nagelbett (Niednägel)?	X		
74. Verspüren Sie ein starkes Verlangen nach Gesalzenem?		X	
75. Fühlen Sie sich traurig, wollen jedoch nicht getröstet werden?		X	
76. Fällt es Ihnen schwer, in Gegenwart anderer Wasser zu lassen (zu urinieren)?	X		
77. Verspüren Sie in den Augen häufiger ein »Sandkorngefühl«?	Ø	X	
78. Zeigt Ihre Gesichtshaut eine gröbere Struktur, und neigt sie dazu zu glänzen?	X		
79. Neigen Sie zu Herpes labialis (schmerzhafte Lippenbläschen)?	X		
80. Hindern Sie Grübeleien daran einzuschlafen?	X		
Anzahl der Kreuze			

257

Fragen zu NR. 9 – NATRIUM PHOSPHORICUM	Trifft nicht zu Ø	Trifft manch- mal zu +	Trifft zu ++
81. Neigen Sie zu saurer Schweißabson- derung, besonders an den Füßen?	X		
82. Reagieren Sie leicht »sauer«?	X		
83. Leiden Sie unter Pickeln und Mitessern?	X		
84. Fetten Ihre Haare schnell nach?		X	
85. Leiden Sie in Abständen an Ohren- jucken oder Ohrenfluss?			X
86. Zeigt Ihr Gesicht einen Doppel- kinnansatz?	X		
87. Leiden Sie unter offenen Beinen oder schlecht heilenden Wunden?	X		
88. Neigen Sie zu Sodbrennen oder saurem Aufstoßen?	X		
89. Haben Sie ständig kalte Füße?			X
90. Neigen Sie zu Besenreisern oder Krampfadern?			X
Anzahl der Kreuze			

258

Fragen zu NR. 10 – NATRIUM SULFURICUM	Trifft nicht zu Ø	Trifft manch-mal zu +	Trifft zu ++
91. Fühlen Sie sich vor allem vormittags schläfrig, auch wenn Sie ausreichend geschlafen haben?	X		
92. Bringt Musik Sie zum Weinen?	X		
93. Neigen Sie zu breiigen Durchfällen, vor allem morgens?	X		
94. Haben Sie das Gefühl, nachts im Bett nicht richtig warm zu werden?		X	
95. Haben Sie an sich selbst hohe Ansprüche?		X	
96. Fühlen Sie sich aufgedunsen und »überwässert«?	X		
97. Fällt es Ihnen schwer, eingespieltes Verhalten zu ändern, obwohl Sie merken, dass es Ihrer Entwicklung im Weg steht?	X		
98. Neigen Sie zu Gallenbeschwerden (z. B. Schmerzen etwa 1 Stunde nach dem Essen im rechten Oberbauch, Druck im Oberbauch, Blähungen)?	X		
99. Beschleunigt Kaffeegenuss den Stuhlgang?			X
100. Neigen Sie zu stark riechendem Kopf- oder Fußschweiß?	X		
Anzahl der Kreuze			

Fragen zu NR. 11 – SILICEA	Trifft nicht zu Ø	Trifft manch- mal zu +	Trifft zu ++
101. Verschlucken Sie sich öfter? Bekommen Sie Dinge leicht »in den falschen Hals«?	X		
102. Versprechen Sie sich leicht?	X		
103. Neigen Sie zur Unentschlossenheit?	X		
104. Fühlen Sie sich ängstlich, schreckhaft oder unruhig?	X		
105. Zeichnet sich abends der Strumpf- gummi auf dem Bein ab (Lymphstau)?			X
106. Muss der Stuhlgang unter großer An- strengung herausgepresst werden und gleitet zum Teil sogar wieder zurück?	X		
107. Leiden Sie unter Ohrgeräuschen (Tinnitus)?	X		
108. Leiden Sie häufig unter kalten Händen und Füßen?			X
109. Neigen Sie zu unerklärlichen Schwächeerscheinungen?	X		
110. Neigen Sie zu Haarausfall oder brüchigen Nägeln?			X
Anzahl der Kreuze			

260

Fragen zu *Nr. 12* – Calcium sulfuricum	Trifft nicht zu Ø	Trifft manch- mal zu +	Trifft zu ++
111. Leiden Sie unter immer wieder auftretendem Zahnfleischbluten oder Nasenbluten?			X
112. Leiden Sie unter chronischem Durchfall oder chronischen Erkrankungen?		X	
113. Leiden Sie unter schmerzhaften Ge- schwüren vor allem am Zungenrand?	X		
114. Verstärken sich Ihre Beschwerden bei Arbeiten am oder im Wasser?			X
115. Stehen Sie immer wieder vor den gleichen Schwierigkeiten in Ihrem Leben und haben das Gefühl, nicht wirklich weiterzukommen?	X		
116. Neigen Sie zu eitrigen Pickeln, Furunkeln oder Abszessen?	X		
117. Leiden Sie unter Flechten mit dickem, weiß-gelbem Sekret?		X	
118. Leiden Sie unter Hüsteln mit lockerem Schleim am Kehlkopf?		X	
119. Leiden Sie unter chronischem Schnupfen mit Beteiligung der Kieferhöhlen?		X	
120. Leiden Sie unter brennenden Fußsohlen?			X
Anzahl der Kreuze			

AUSWERTUNG

Sie ermitteln die Tagesdosis (für jedes einzelne Biomineral), die Ihrem gegenwärtigen Zustand entspricht, indem Sie für jedes Funktionsmittel die Kreuze der mit »Trifft manchmal zu« (mittlere Spalte) und »Trifft zu« (rechte Spalte) beantworteten Fragen addieren. Das Ergebnis stellt Ihre Tagesdosis an Pastillen für das entsprechende Mittel dar. Bei manchen Salzen mag das eine große Menge sein. Das zeigt, dass Sie sich derzeit in einem akuten Mangelzustand befinden. Nehmen Sie diese Menge am Anfang über drei Wochen hinweg ein, und beantworten Sie die Fragen dann wieder neu. Wenn Sie schon versierter sind im Umgang mit den Biomineralien, können Sie sich auch jede Woche neu orientieren. Salze, bei denen nur ein geringer Mangel vorliegt (die Tagesdosis liegt unter 4 Pastillen), können als Kombinationspräparate eingenommen werden. Beachten Sie dazu auch die »Übersicht: *ISO-Bicomplex Heilmittel*« (s. S. 157 f.).

Autorin

Vistara H. Haiduk wurde 1960 in Berlin geboren. Als technische Assistentin in der Medizin kam sie aus Berlin zunächst nach Essen. Dort begann sie als Lebens- und Gesundheitsberaterin bereits mit Schüßlersalzen und Reiki zu arbeiten. 1996 legte Vistara H. Haiduk die Prüfung als Heilpraktikerin ab und praktiziert seither in eigener Praxis. Seit 2004 lebt und arbeitet sie in Oberstenfeld (bei Ludwigsburg). Schwerpunktthemen in der Praxis sind neben den unterrichteten Gebieten Ernährungsberatung, manuelle Therapien, psychotherapeutische und spirituelle Lebenshilfe sowie schamanisches Arbeiten.

Darüber hinaus unterrichtet Vistara H. Haiduk seit 1995 freiberuflich die Themen Schüßlers Lebenssalze, Irisdiagnose, Patho- und Physiognomie sowie entschlüsselte Organsprache für verschiedene Heilpraktikerschulen und für Firmen.

1999 erschien ihr erstes Buch *Gesund durch Schüßlersalze* im Knaur Verlag. Es wurde 2004 vollständig überarbeitet und erweitert. 2005 folgten *Gesund und schlank mit Schüßlersalzen* und *Schüßlersalze in der Schwangerschaft*, beide Lüchow Verlag. 2006 erschienen *Schüßlersalze als Programm* (PC-Programm zum Buch *Gesund durch Schüßlersalze*) sowie eine Neuauflage des Antlitzdiagnose-Posters im Farbdruck. Beides kann über die Internetseite www.vistarahaiduk.com erworben werden (gegen Vorkasse).

Die Autorin hält Vorträge und gibt Seminare im In- und Ausland zu den Themen: Schüßlers Lebenssalze/Antlitzdiagnose, entschlüsselte Organsprache, Holistische Iridologie und Physiognomie nach Carl Huter. Alle Seminare sind sowohl für Laien als auch für Fachleute geeignet.

Informationen über die Seminarangebote finden Sie im Internet unter www.vistarahaiduk.com und bei der Autorin direkt: Vistara H. Haiduk, Am Schafhaus 65, 71720 Oberstenfeld (bitte einen mit 1,44 € frankierten und an Sie selbst adressierten A5-Rückumschlag beilegen). Sollten Sie Interesse haben, ein Seminar für Vistara H. Haiduk zu organisieren, setzen Sie sich bitte unter haiduk@gmx.de mit der Autorin in Verbindung.

Was beim Kauf der Schüßler-Salze zu beachten ist

Biochemische Mittel, die nach den Vorgaben von Dr. med. W. H. Schüßler hergestellt werden, sind in der Apotheke erhältlich. Es sind hochwertige Arzneimittel, die gemäß den strengen Richtlinien des HAB (Homöopathisches Arzneibuch) potenziert werden. Zu erkennen sind Sie an den Bezeichnungen »biochemisches Funktionsmittel nach Dr. Schüßler« oder »Homöopathisches Arzneimittel« und den Angaben »D 6« oder »D 12«.

Biomineral® Tabletten der Biomineral GmbH erfüllen diese Anforderungen. Um eventuelle allergische Reaktionen zu vermeiden, werden sie gluten- und magnesiumstaratfrei hergestellt. Fragen Sie Ihren Apotheker nach Biomineralien der Biomineral GmbH.

Sie erhalten diese Produkte als Tabletten, aber auch als Tropfen auf Alkoholbasis.

Sie können Biomineralien auch über das Internet unter www.vistarahaiduk.com bestellen.

Flüssige Biochemie (siehe S. 155)

Von der Biomineral GmbH werden Biominerale auch in flüssiger Form (auf Alkoholbasis) angeboten.

Hierbei gilt die Dosierung: ein Tropfen entspricht einer Pastille. Achten Sie bitte darauf, den Schluck Wasser, in dem die alkoholische Lösung enthalten ist, wie einen guten Wein etwas zu »kauen«, damit die Mineralstoffe über die Mundschleimhäute diffundieren können.

Literatur

Dahlke, Ruediger: *Krankheit als Sprache der Seele*. Goldmann Verlag, München 1997

Dethlefsen, Thorwald/Dahlke, Ruediger: *Krankheit als Weg*. Goldmann Verlag, München 2000

Diamond, John: *Die heilende Kraft der Emotionen*. Verlag für angewandte Kinesiologie, Kirchzarten 2001

Echter, Christian Wilhelm: *Neue Wege zur Gesundheit*. Verlag Ganzheitliche Gesundheit, Bad Schönborn 1993

Feichtinger, Thomas/Niedan, Susana: *Antlitzanalyse in der Biochemie nach Dr. Schüßler*. Karl F. Haug Verlag, Stuttgart 2001

Feichtinger, Thomas/Niedan, Susana: *Gesund durchs Jahr mit Schüßler-Salzen*. Karl F. Haug Verlag, Stuttgart 2002

Haiduk, Vistara H.: *Gesund und schlank mit Schüßlersalzen*. Lüchow Verlag, Stuttgart 2005

Haiduk, Vistara H.: *Schüßlersalze für Psyche und Seele*. Droemer Knaur Verlag, München 2006

Harnisch, Günther: *Die Doktor Schüßler-Mineraltherapie. Selbstheilung und Lebenskraft*. Turm Verlag, Bietigheim 1998

Hay, Louise L.: *Gesundheit für Körper und Seele*. Heyne Verlag, München 2001

Hay, Louise L.: *Heile deinen Körper*. Lüchow Verlag, Stuttgart 2003

Hertzka, Gottfried/Strehlow, Wighard: *Große Hildegard-Apotheke*. Christiana Verlag, Stein am Rhein 2003

Hickethier, Kurt: *Lehrbuch der Biochemie*. Verlag Charlotte Depke, Kemmenau 1993

Hickethier, Kurt: *Sonnerschau – Lehrbuch der Antlitzdiagnostik*. Verlag Charlotte Depke, Kemmenau 1993

Jaedicke, Hans G.: *Dr. Schüßlers Biochemie, eine Volksweise*. Wege zur Gesundheit Verlag, Dormagen 2001

Kellenberger, Richard/Kopsche, Friedrich: *Mineralstoffe nach Dr. Schüßler – Ein Tor zu körperlicher und seelischer Gesundheit*. AT Verlag, Aarau 2002

Keller, Georg/Novotny, Ulrike S.: *12 Salze, 12 Typen*. Droemer Knaur Verlag, München 2003

Kirchmann, K.: *Biochemie-Lexikon nach Dr. Schüßler*. Kirchmann Verlag, Hamburg 1976

Pahlow, Mannfried: *Heilpflanzen*. Moewig Verlag, Rastatt 2002

Preuk, Monika/Kovács, Heike: *Entgiftung und die natürliche Darmsanierung*. Südwest Verlag, München 1997

Rückert, Ulrich: *Dr. Schüßlers Hausapotheke. Gesund und leistungsfähig durch Bio-Minerale*. Bastei-Lübbe Verlag, Bergisch Gladbach 1987

Schleimer, Jochen: *Salze des Lebens. Praxis der Biochemie nach Dr. Schüßler mit homöopathischen Ergänzungen*. Karl F. Haug Verlag, Stuttgart 2002

Siebler, Uwe: *Biochemische Reflexzonen. Eine Therapie mit biochemischen Salben*. Uwe Siebler Verlag 2000

Sonnek, Herbert: *Dr. Schüßlers Mineralsalze. Biochemische Funktionsmittel – ihre Bestimmungs- und Anwendungsmöglichkeiten*. Eigenverlag Herbert Sonnek, Wien 1992

Strehlow, Wighard: *Hildegard-Heilkunde von A–Z*. Droemer Knaur Verlag, München 2000

Treutwein, Norbert: *Krank durch Übersäuerung*. Econ Verlag, München 2003

Treutwein, Norbert: *Übersäuerung. Krank ohne Grund?* Südwest Verlag, München 2001

Tichy, Eveline/Tichy, Klaus: *Das große Praxisbuch der Schüßlertherapie*. Droemer Knaur Verlag, München 2003

Tietze, Henry G.: *Entschlüsselte Organsprache. Krankheit als SOS der Seele*. Droemer Knaur Verlag, München 1987

Register

Abgrenzung 124, 132
Abhängigkeit 137
Abwehrstoffe 51
Affirmationen 37
Ähnlichkeitsprinzip 27
Alkohol 50, 74, 100, 113, 116,
   122, 133, 137, 160 f.
Anhydrit *siehe* Calcium
   sulfuricum
Antikörper 68
Antlitzdiagnose 37 ff.
Asche 17
Atmung 61, 91
Augenlinsen 43
Autofahren 106
Autorität 108

Bänder 43
Bauchspeicheldrüse (Pankreas)
   70, 115, 119
– Reflexzonen 140, 142
Bilirubin 87
Bindegewebe 123
Biochemie 17 ff., 26 f.
Biomineralstoffe *siehe*
   Mineralsalze
Blase 115
– Meridian 93, 153
– Reflexzonen 140 f.
Blut 24, 51 ff., 59, 68, 76, 91, 99
Blutdruck 91
Blutgerinnung 131
Blutreinigung 155

Calcium fluoratum 21, 27,
   43–50

Calcium phosphoricum 21, 51–58
Calcium sulfuricum 23, 131–138
Chi 125
Choleriker 108
Cholesterin 91 f.

Darm 20, 29, 115
Demut 125
Dezimalpotenzen 27 f.
Dickdarm 115
– Meridian 100, 153
– Reflexzonen 140, 142
Dreifacherwärmer 100
– Meridian 45, 153
Drüsen 43, 92
Dünndarm 78

Eier 113
Eierstöcke 131
– Reflexzonen 140, 142
Eigendiagnose 249–262
Eisen 59 f., 84
– phosphorsaures *siehe* Ferrum
   phosphoricum
Eiweiß 51
Elektrosmog 50, 74, 97
Emotionen 108
Entgiftung 68, 76, 84, 99
Ent-täuschung 133 f.
Entzündungsphase, erste 59
– zweite 68, 73
– dritte 76, 84
Erkrankungen, chronische 84
Ernährung 20, 29 f., 32 f., 50, 90,
   107
Erröten 92

Erste-Hilfe-Mittel 59
Erstverschlimmerung/-reaktion
 154

Fallbeispiele:
– Asthma 160 f.
– Bauchkrämpfe 159 f.
– Chemotherapie 162 f.
– Depression 161 f.
– fehlender Geruchs-/Ge-
 schmackssinn 164 f.
– Gewichtsprobleme 160 f.
– Hexenschuss 159
– Skoliose 162
Familiengewohnheiten 30
Fasern, elastische 43
Fäulnis 76
Ferrum phosphoricum 21, 27,
 59–67
Ferrumröte 62
Ferrumschmerzen 60
Fette, tierische 113
Fettsäure 107
Fettstoffwechsel 91, 107
Fibrin 68
Fisch 113
Fleisch 113
Flussspat *siehe* Calcium fluora-
 tum
Fragebogen 249–262
Freude 78
Friede 93

Galle 107, 115, 119, 131
Gallenblasen-Meridian 53, 152
– Reflexzonen 140 f.
Gedanken 77, 82
Gefäße 43
Gehirn 25, 43, 76 f., 91, 131

Gemüt 45
Geröstetes 106
Gesalzenes 106
Gesicht 37 f.
Gesunderhaltung 154
Gewebe 99, 123
– Zerfall 76
Gift 68
Gips *siehe* Calcium sulfuricum
Gleditsch, J. 139 f.
Glück 86

Haare 123
Halit *siehe* Natrium chloratum
Halswirbelsäule 45
Harmonie 93
Harnsäure 107, 115
Haus der Gesundheit 20
Haut 40 f., 123
Heilmethode, biochemische
 18
Heilpflanzen-Mineralsalzgehalt
 167, 174–182
»heiße Sieben« 97
Herz 43, 91, 131
– Meridian 117, 153.
– Reflexzonen 140 f.
Hickethier, Kurt 38
Hoden 131
– Reflexzonen 140, 142
Homöopathie 18, 20, 26 f., 42

Immunsystem 60, 68, 76, 156
Ionengefälle 18, 25
ISO-Bicomplex Heilmittel 157 f.

Kaffee 66, 90, 97, 113
Kakao 66
Kalium chloratum 21, 68–75

269

Kalium muriaticum *siehe* Kalium chloratum
Kalium phosphoricum 22, 76–83
Kalium sulfuricum 22, 84–90
Kalium, phosphorsaures *siehe* Kalium phosphoricum
Kalium, schwefelsaures *siehe* Kalium sulfuricum
Kalk, phosphorsaurer *siehe* Calcium phosphoricum
Kallusbildung, verzögerte 55
Kapillarsystem 24
Käse 113
Kieselsäure *siehe* Silicea
Kinder 38 f., 92, 107, 149
Knochen 51 f., 91, 123
– Hüllen 43, 91 f.
Knorpelgewebe 99
Kochsalz *siehe* Natrium chloratum
Kohlensäure 107 f.
Konfliktbewältigung 35
Krankheiten 31 ff., 183–247
Kreislauf-Meridian 109, 153
Kuren 155 f.

Lebensgewohnheiten 35
Lebensmittel 147
– Mineralsalzgehalt 168–173
–, Säure bildende 113, 129
Lebensmuster 30, 35
Lebenssalze *siehe* Mineralsalze
Leber 84, 115, 119, 131
– Meridian 86, 152
– Reflexzonen 140 f.
Lecithin 76
Leichenasche 17
Liebe 117

Lunge 36, 43
– Meridian 125, 152
Lymphe 99, 108

Magen-Meridian 133, 153
– Reflexzonen 140, 142
Magensäure 99
Magnesium phosphoricum 22, 91–98
Magnesium, phosphorsaures *siehe* Magnesium phosphoricum
Meridiane 36 f., 152
– Blase 93, 153
– Dickdarm 100, 153
– Schilddrüse 45, 153
– Dünndarm 78
– Gallenblase 53, 152
– Herz 117, 153
– Kreislauf-Sexus 109, 153
– Leber 86, 152
– Lunge 125, 152
– Magen 133, 153
– Milz/Pankreas 70, 153
– Niere 61, 153
Milch 74
Milchsäure 107 f.
Milchzuckerunverträglichkeit 41, 139, 155, 167
Milz 131
Milz-Pankreas-Meridian 70, 153
Mineralmangel 18 f., 27
– begünstigende Faktoren 41
– Diagnose/Behandlung 35–42
Mineralsalze
– Bezeichnungen 19
– Darreichungsformen 25 ff.
– Dosierung 147–153
– Einnahmezeiten 150 f.

- Einschleichen 150
- Hilfespektrum 24
- homöopathische Vergleichsmittel 42
- Konzentrationsgefälle 18, 25
- Meridianzuordnung 36 f.
-, molekulare 28 f.
- natürliches Vorkommen 167–182
-, nicht potenzierte 28 f.
- psychische Merkmale 36
- seelische Ebene 35 f.
- täglicher Wechsel 149
- Überangebot 29
- Übersicht 21 ff.
- Verdünnung 26 ff.
- Wirkung 24 ff., 35 f.
Mineralstoffwechsel, gestörter 20
Mineraltyp 39 siehe auch Typ
Molechot, Jakob 19
Mondphasen 42, 154 f.
Muskulatur 25, 43, 51, 59, 69, 76, 84, 91, 131

Nägel 123
Nährsalze siehe Mineralsalze
Nahrungsergänzungspräparate 28
Nahrungsmittel siehe Lebensmittel
Natrium chloratum 22, 99–106
Natrium muriaticum siehe Natrium chloratum
Natrium phosphoricum 22, 107–114
Natrium sulfuricum 23, 115–122
Natrium, phosphorsaures siehe Natrium phosphoricum

Natrium, schwefelsaures siehe Natrium sulfulricum
Nerven 25, 76, 91, 108, 123
Nervensystem, vegetatives 91, 93
Nieren 32, 36, 43, 45, 61, 115
- Meridian 61, 153
- Reflexzonen 140 f.
Nikotin 90, 100, 133, 137

Organuhr 151 ff.

Pastillen 26
Pflanzen siehe Heilpflanzen
Potenzen 27 f.
Prostata-Reflexzonen 140, 142
Pulver 26
Quarz siehe Silicea

Reflexzonen 139 ff.
Reinigung 131
Rohkost 116, 122
Rotwein 66
Rückenmark 91

Salben 27
- Anwendung 40 f.
- auf den Reflexzonen 139
- bei Beschwerden 143 ff.
Salze, biochemische siehe Mineralsalze
Salzhaushalt 99
Sauerstoff 25, 59, 61, 84
Säugling 149
Säure-Basen-Haushalt 20, 22, 107
Schilddrüse 45, 100
Schlacken 68, 115
Schleimhaut 123, 132
Schleimstoff 99
Schokolade 50, 97

271

Schrotschuss-Methode 149
Schuld 101
Schüßler, Wilhelm Heinrich 17 ff.,
131, 147
Schüßler-Salze *siehe* Mineralsalze
Schwangerschaft 57
Schweiß 124
Schwermetall 66, 106
Segmente nach Dr. J. Gleditsch
140
Selbstentzündung 59 f.
Seminare 263
Sexualität 61
Silicea 23, 27, 123–130
Somatotopie 140
Stickstoff 91 f.
Stillzeit 57
Stoffwechsel 84, 92, 108, 131
Stress 50, 57, 92
Süßigkeiten *siehe* Zucker
Sylvin *siehe* Kalium chloratum
Symptome und Behandlung
183–247

Tee, schwarzer 66, 113
Typ
– bindegewebs-/milzschwacher
47
– bindegewebsschwacher, grauer,
blasser, weinerlicher 127
– blasser, blutarmer, rheumati-
scher 103
– eher korpulenter 72
– hagerer, stiller, mitunter
besonders aggressiver 135
– mit schwachen Nerven und
Gelenken 88
– schlanker, mit schwachen
Nerven 79
– schmalwüchsiger, blutarmer 55
– schwacher, fettleibiger, häufig
mit Leberstörung 119
– übernervöser, mit Neigung zur
Magenübersäuerung 111
– übernervöser, schmerzempfind-
licher 95
– zierlicher, lebhafter, magerer
64

Überarbeitung 50
Übersäuerung 29 ff.
Unwohlsein 26
Uterus-Reflexzonen 140, 142

Valsalva-Methode 165
Verdauung 91
Verdünnungsgrade 26 ff.
Verehrung 53
Vergangenheit 109
Verreibung 18
Vertrauen 132

Wachstumsschub 57
Wasserader 50
Wasserhaushalt 99
Widerstandskraft 124
Wintermischung 156

Zähne 43, 91 f.
Zellerneuerung 51, 99
Zorn 117
Zucker 66, 107, 113, 115, 122
Zufriedenheit 133
Zukunftsangst/-vertrauen 70,
132
Zungendiagnose 39
Zwölffingerdarm-Reflexzonen
140, 142